看護師
訪問看護ステーション
理学療法士
消防署
救急救命士
動物病院
獣医師
歯科
歯科医師
保健所
保健師
看護師
保育園
獣医師
保育士
医師
歯科医師
看護師
助産師
管理栄養士
老人ホーム
介護福祉士
社会福祉士

医療・福祉の仕事見る知るシリーズ

歯科医師の一日

保育社
HOIKUSHA

はじめに

歯科医師の仕事って、どんなもの？

歯科医療《いりょう》を通して健康を支えるスペシャリスト

定期健診《けんしん》やむし歯の治療《ちりょう》で、歯科医院に行ったことがある人は多いでしょう。そこで歯の治療《ちりょう》をしてくれるのが歯科医師です。歯科医師は、歯や口とその周辺の病気やケガを専門に診療《しんりょう》する医療職《いりょうしょく》で、医師とは資格そのものがちがいます。歯科の治療《ちりょう》は専門的な知識や特殊《とくしゅ》な技術を必要とするため、歯科医師免許《めんきょ》は、歯学部で歯科医学を6年間学び、国家試験に合格した人にしか与《あた》えられないのです。

歯科医師の仕事は、むし歯の予防や治療《ちりょう》だけではありません。歯並びを整える矯正《きょうせい》治療《ちりょう》、あごの病気やケガの治《ち》療《りょう》、口の中にできるがんの治療《ちりょう》など、たずさわる範囲《はんい》は広く、治療法《ちりょうほう》もさまざまです。また、近年、歯や口の健康状態が、全身の健康状態に大きく影響《えいきょう》することもわかってきて、歯科医療《いりょう》の重要性はさらに増しています。

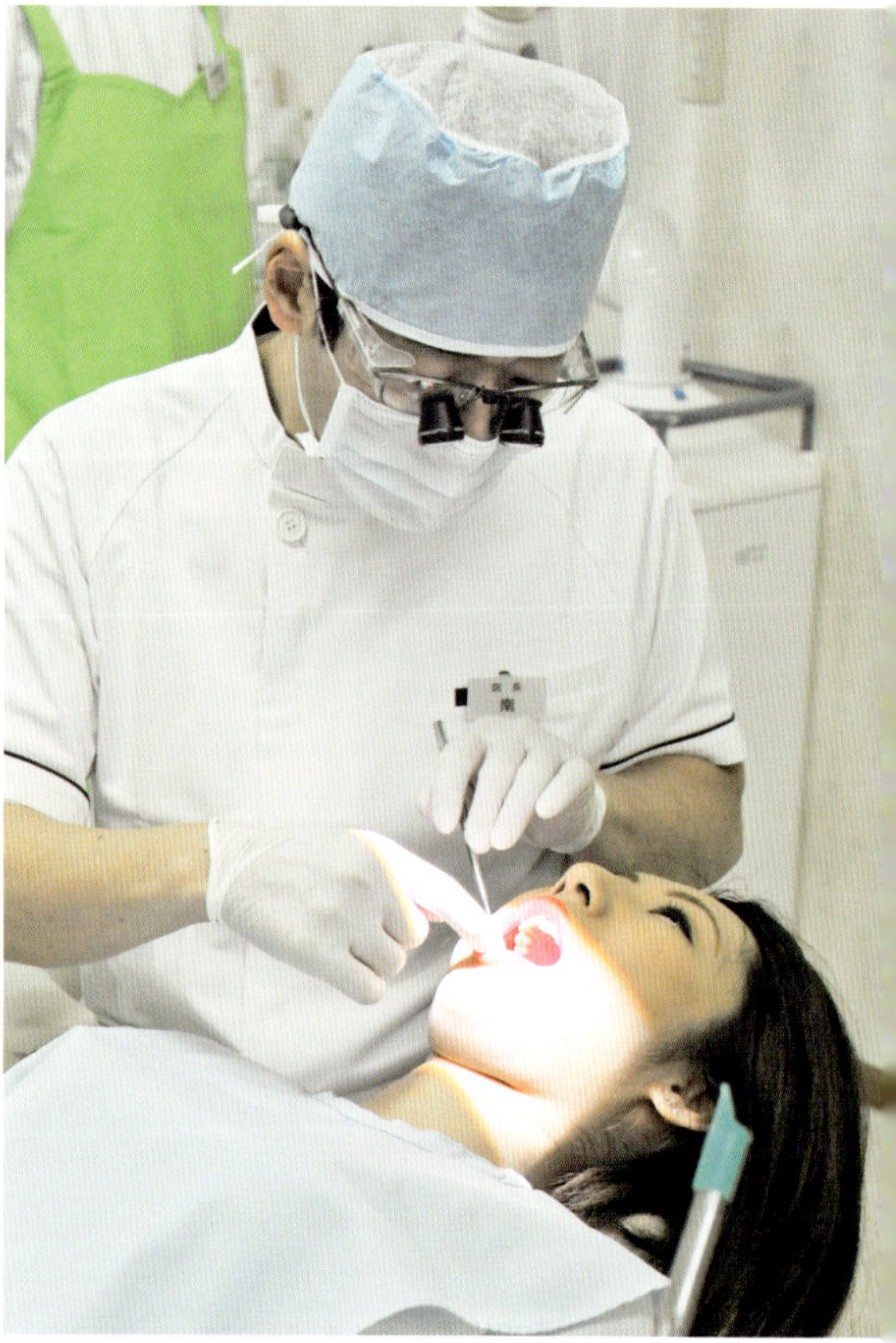

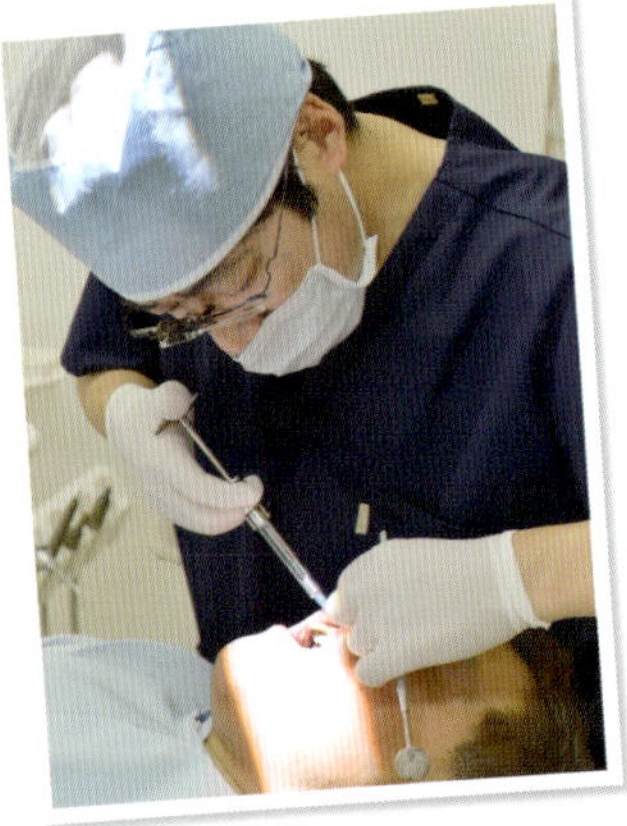

高齢化《こうれいか》が進む今、老後も健康な歯を保つことが重要

口からものを食べて栄養をとることは、人間が生きていくための基本です。そして、ものを食べるために欠かせないのが、健康な歯。何歳《なんさい》になっても食べものを自分の歯でかめること、おいしく食事ができることは、健康で長生きするためにとても大切です。高齢化《こうれいか》が進む日本では、高齢者《こうれいしゃ》の歯や口の健康を守ることも、歯科医師の重要な役割となっています。

また、歯や口の状態に問題があると、言葉を話すことや、表情をつくることにも支障をきたす場合があります。こうした患者《かんじゃ》さんに適切な歯科医療《いりょう》を提供することは、健康を支えるだけでなく、人生を豊かにすることにもつながっていくといえるでしょう。

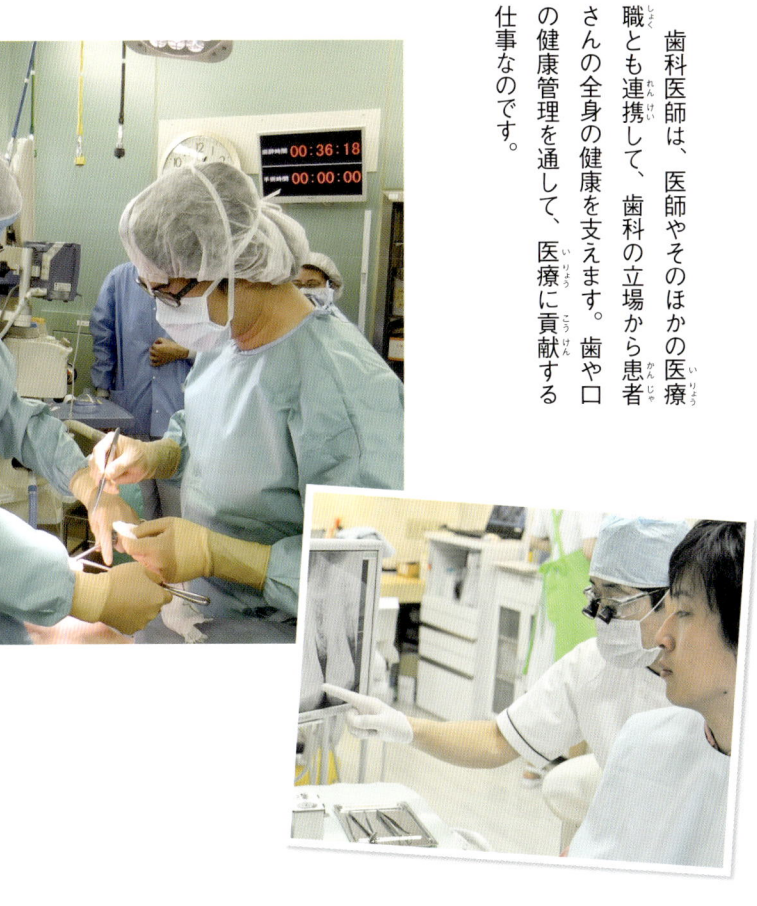

歯科医師は、医師やそのほかの医療《いりょう》職《しょく》とも連携《れんけい》して、歯科の立場から患者《かんじゃ》さんの全身の健康を支えます。歯や口の健康管理を通して、医療《いりょう》に貢献《こうけん》する仕事なのです。

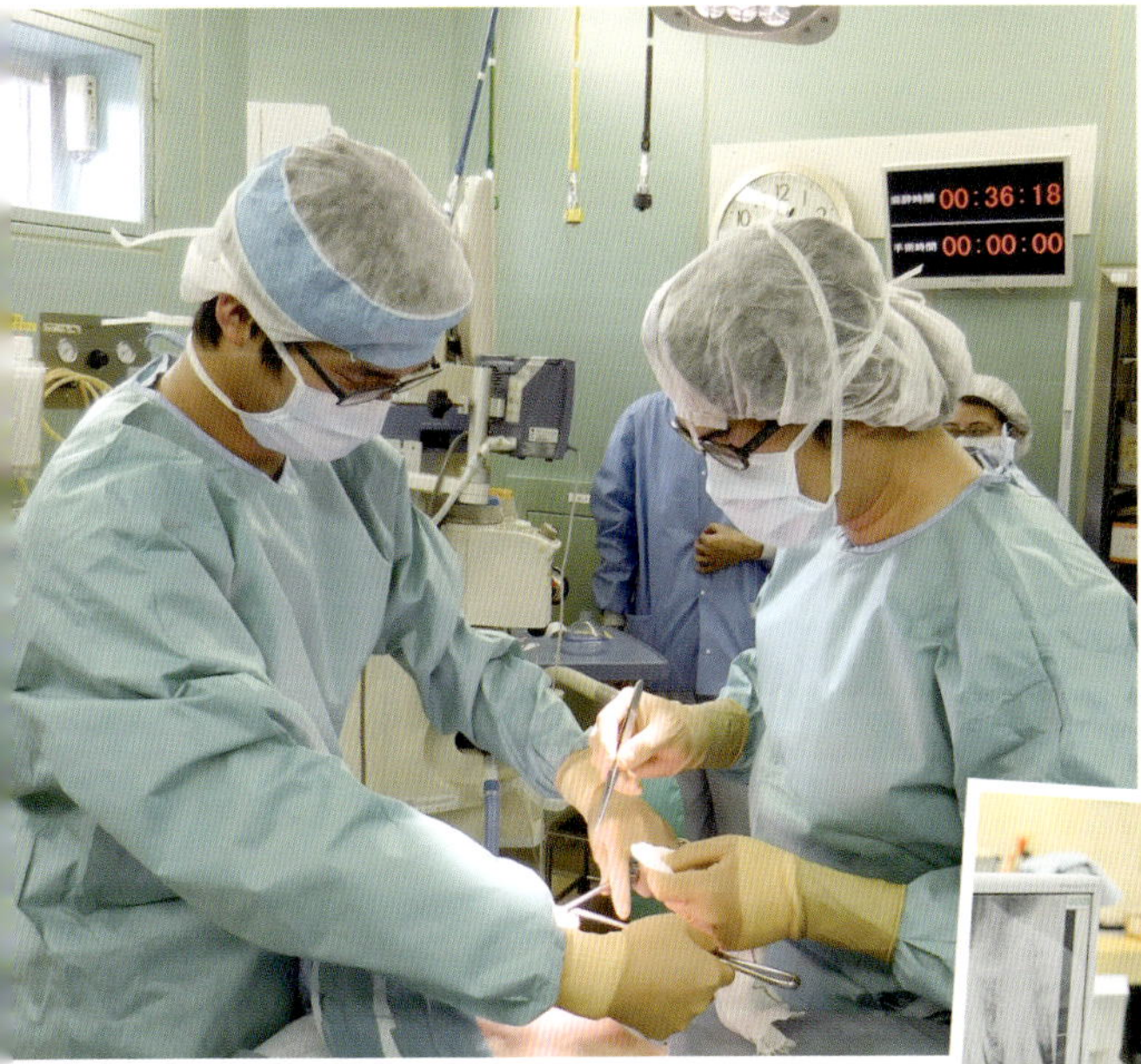

目次

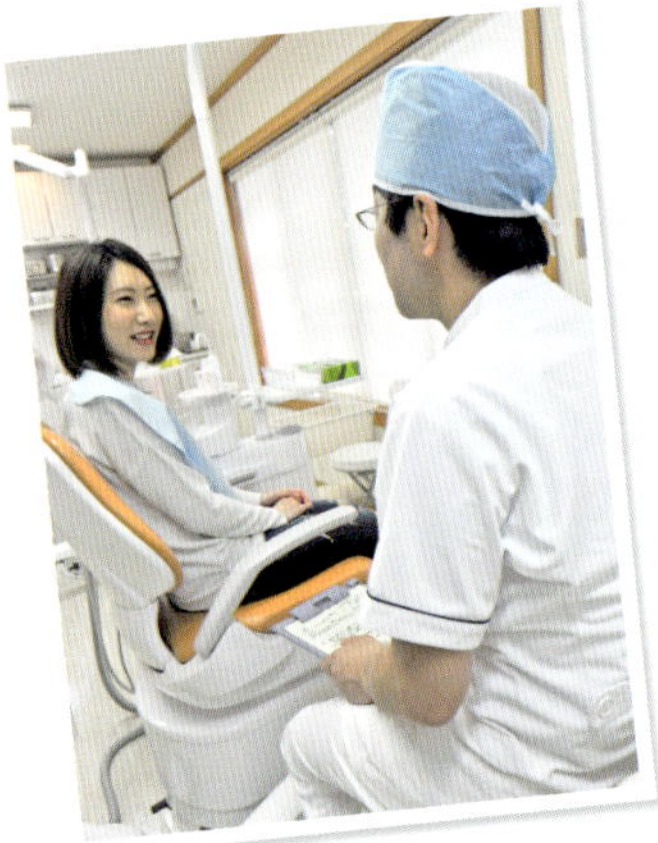

Part 1 歯科医師の一日を見て！ 知ろう！

インタビュー編 いろいろな分野で働く歯医者さん

Part 2 目指せ歯科医師！ どうやったらなれるの？

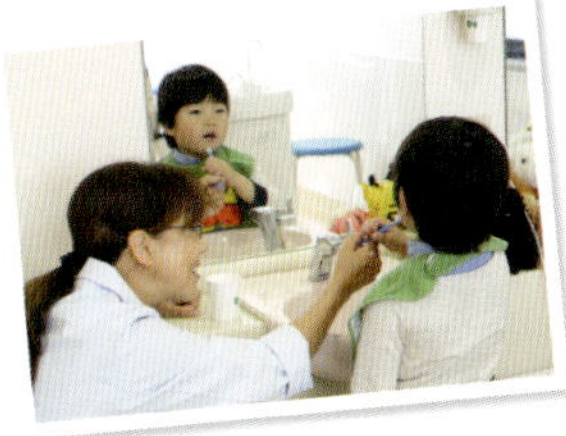

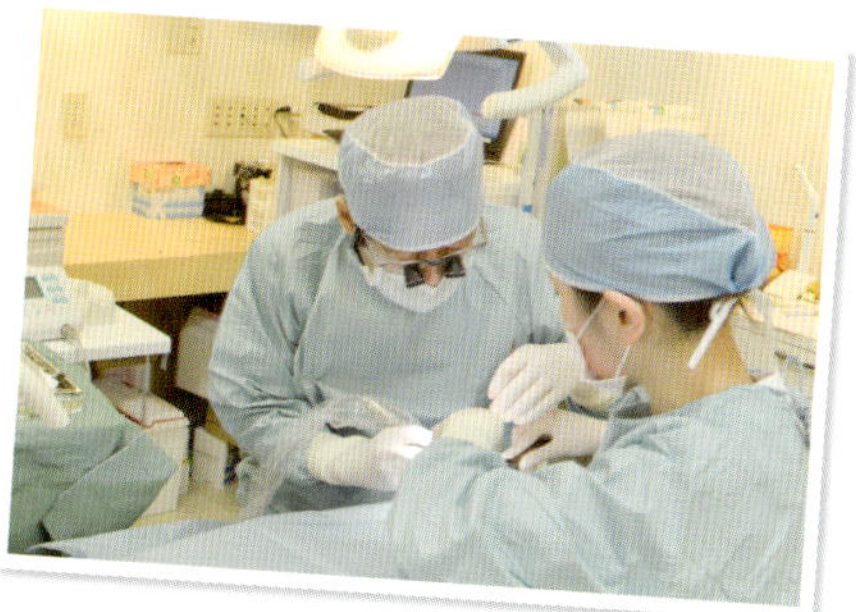

※この本の内容や情報は、制作時点（2016年6月）のものであり、今後変更が生じる可能性があります。

歯科医師の仕事場

歯科医師の仕事場として最も多いのは歯科医院ですが、そのほかにもさまざまな場所で活躍《かつやく》する歯科医師がいます。

歯科医院（歯科診療所《しんりょうじょ》）

むし歯や歯周病の治療《ちりょう》など、一般的《いっぱんてき》な歯科診療《しんりょう》を行います。歯科医院によっては、矯正《きょうせい》やインプラント（28～30ページ）などの治療《ちりょう》を行っているところもあります。子どもの歯科診療《しんりょう》を専門とする小児《しょうに》歯科の歯科医院もあります。

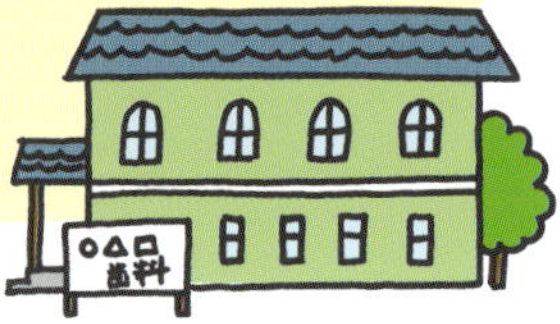

病院

一般的《いっぱんてき》な歯科診療《しんりょう》に加えて、歯科医院では対応できない大きな病気やケガなどの治療《ちりょう》を中心に行います。また、医師やそのほかの医療《いりょう》専門職のスタッフと連携《れんけい》して、入院中の患者《かんじゃ》さんの治療《ちりょう》などにもたずさわります。

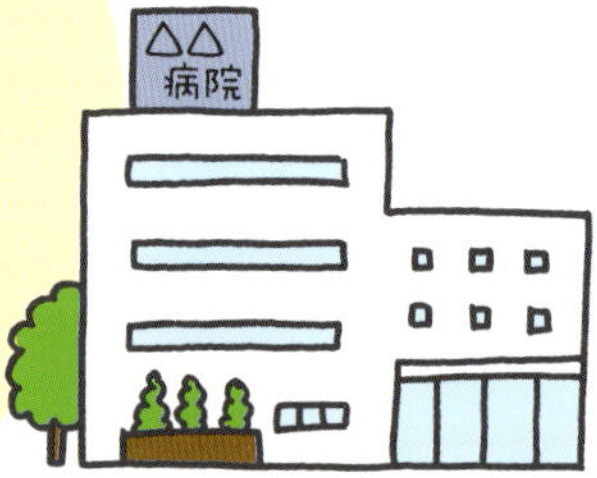

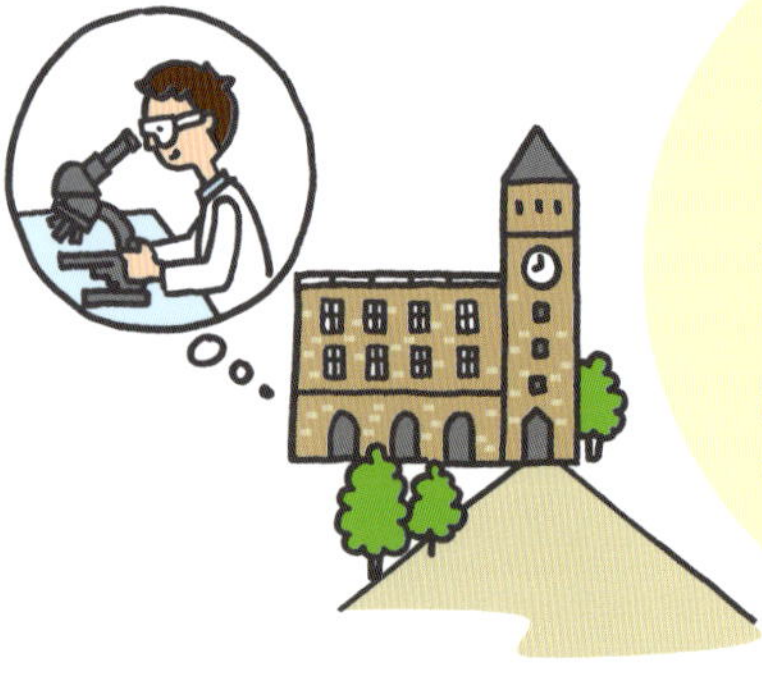

大学

歯学部の教員として学生を指導したり、新しい歯科治療法《ちりょうほう》や病気のしくみについての研究をしたりします。多くの場合、付属の病院で患者《かんじゃ》さんの歯科診療《しんりょう》もしています。

一般《いっぱん》企業

産業歯科医（66ページ）として、働く人の歯の健康を守る歯科医師や、資格や経験をいかして製薬会社や歯科材料メーカーで研究開発にたずさわる歯科医師がいます。

福祉施設《ふくししせつ》

介護施設《かいごしせつ》や障がい者施設《しせつ》に歯科医師が定期的に出向いて、施設《しせつ》で暮らす人たちの歯科治療《ちりょう》や口腔《こうくう》のケア（口の中の手入れ）を行います。

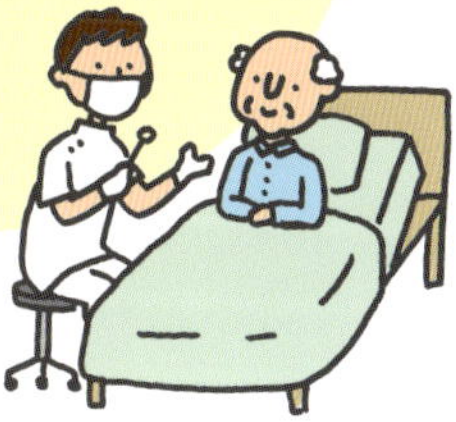

事故や災害の現場

事故や災害が起こったときに、歯科医師としての知識と技術をいかして警察の捜査《そうさ》に協力する、警察歯科医（66ページ）という仕事があります。

行政機関

保健所などの行政機関で歯科医療《いりょう》に関する研究や調査、歯科保健事業の計画や指導を行い、地域の人びとの歯の健康を支えます。

学校・園

小学校・中学校・高等学校・各種学校の学校歯科医（66ページ）や幼稚園《ようちえん》・保育園の園歯科医として、歯科健診《けんしん》や歯の健康指導を行う歯科医師もいます。

患者《かんじゃ》さんの自宅

歯科医師は、健康上の理由などで通院が難しい患者《かんじゃ》さんの自宅に訪問して歯科診《しん》療《りょう》をすることもあります（訪問診療）。

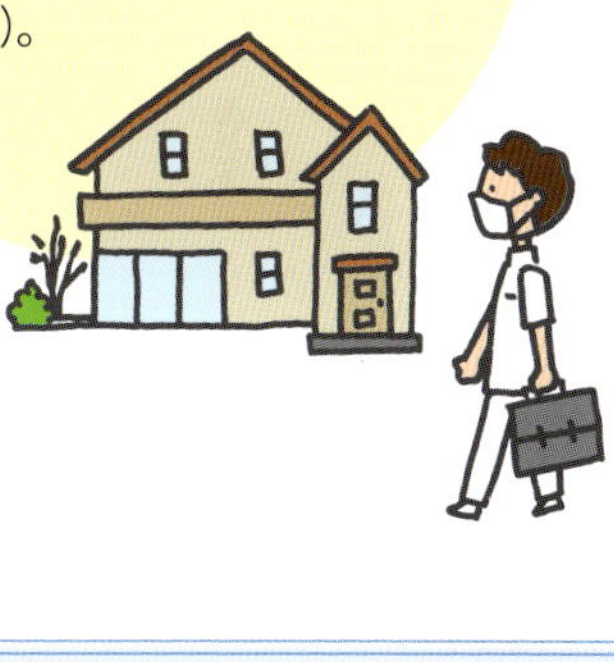

歯科医師の仕事道具大《だい》解《かい》剖《ぼう》！

歯科医院でよく使われる、
歯科医師の仕事道具を紹介《しょうかい》します。

診察《しんさつ》ユニット

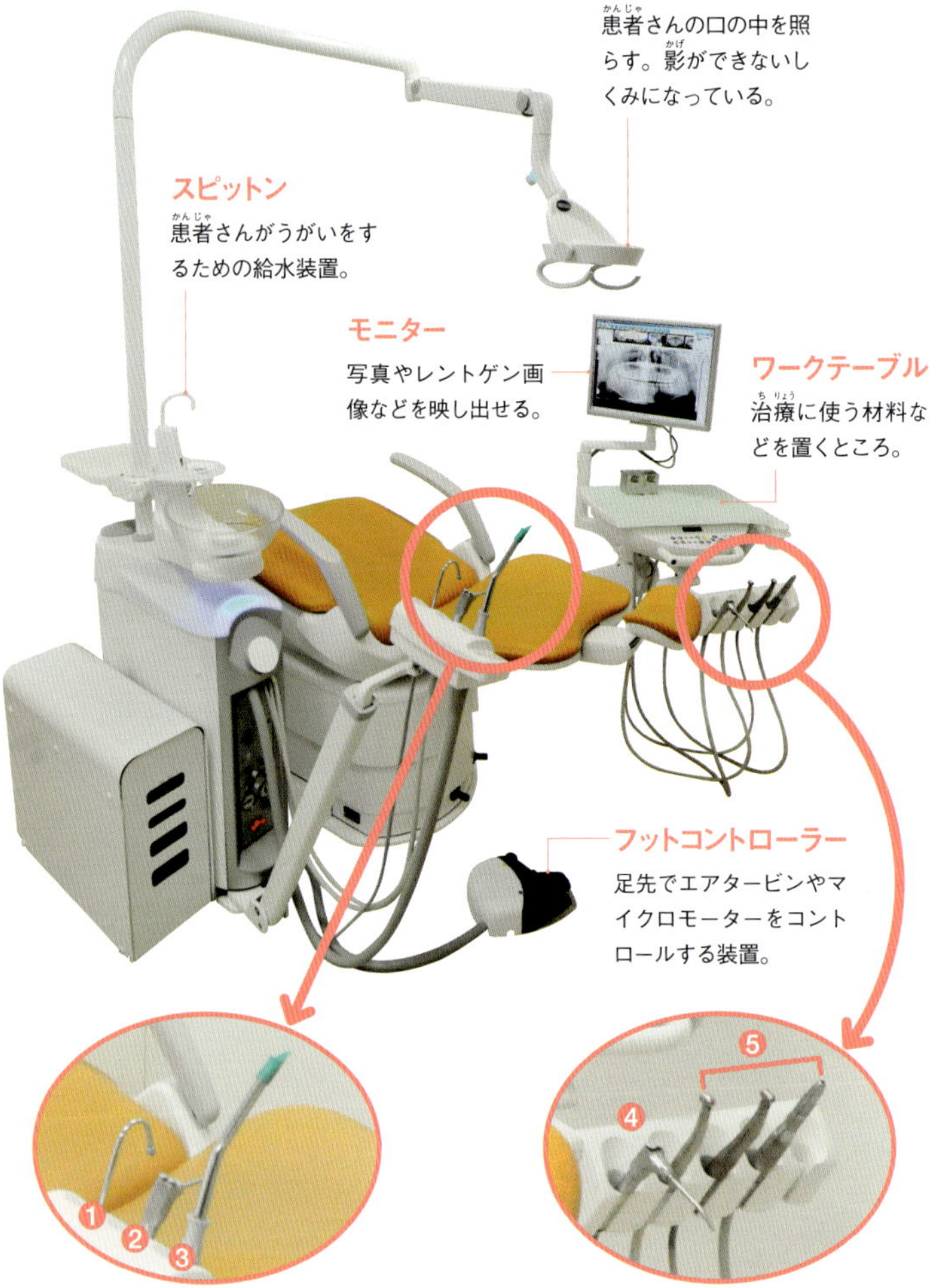
無影灯《むえいとう》
患者《かんじゃ》さんの口の中を照らす。影《かげ》ができないしくみになっている。
スピットン
患者《かんじゃ》さんがうがいをするための給水装置。
モニター
写真やレントゲン画像などを映し出せる。
ワークテーブル
治療《ちりょう》に使う材料などを置くところ。
フットコントローラー
足先でエアタービンやマイクロモーターをコントロールする装置。
1
2
3
4
5

❶排唾管《はいだかん》

治療中《ちりょうちゅう》、患者《かんじゃ》さんの口の中に置いて、口の中にたまる唾液《だえき》や水分をとりのぞく。

❷❹スリーウェイシリンジ

水、空気、霧《きり》（水＋空気）の3種類が出る。おもに歯や口の中の洗浄《せんじょう》・乾燥《かんそう》に使う。

❸バキューム

けずった歯や治療《ちりょう》に使った材料のごみを口の中の水分とともに吸引して、治療《ちりょう》を行いやすくする。

❺エアタービン、マイクロモーター

先端《せんたん》につけたバーが回転して歯をけずる。エアタービンは空気、マイクロモーターはモーターで動く。治療《ちりょう》により使い分ける。

基本セット

診療《しんりょう》によく使われる道具。
1回の診療《しんりょう》につき1セット用意する。

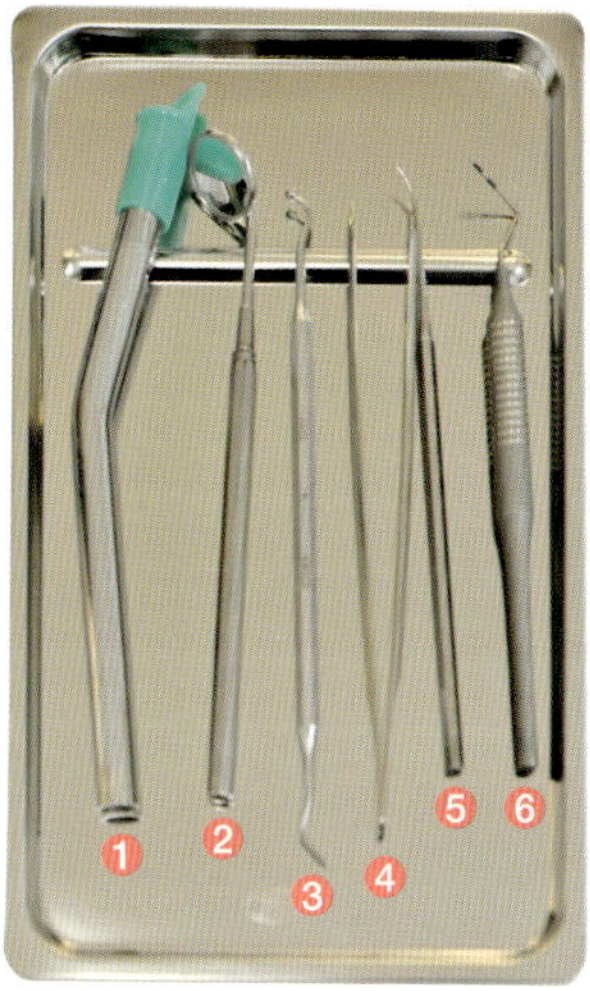

❶バキュームチップ

バキュームの先端《せんたん》にとりつけて使う。

❷ミラー

歯の裏側など、直接見ることが難しい部分を映して見る鏡。口の中の細部まで確認《かくにん》できる。

❸充填器《じゅうてんき》

先がへらのようになっていて、仮のつめものなどをけずった歯につめる際に使う。

❹ピンセット

消毒用の綿など、小さなものをつまんで口の中に運ぶ。

❺探針《たんしん》

先端《せんたん》が針のようになっていて、むし歯の状態を調べたり歯のすきまの歯垢《しこう》をとりのぞいたりする。

❻ポケット探針《たんしん》

歯と歯ぐきのすきまに入れて、深さをはかり、歯周病のチェックをする。

カラーシェード

白いかぶせものをつくるときなどに、色を決める基準となる歯の色見本。

ボンディング

歯とコンポジットレジンをくっつける接着剤《せっちゃくざい》。

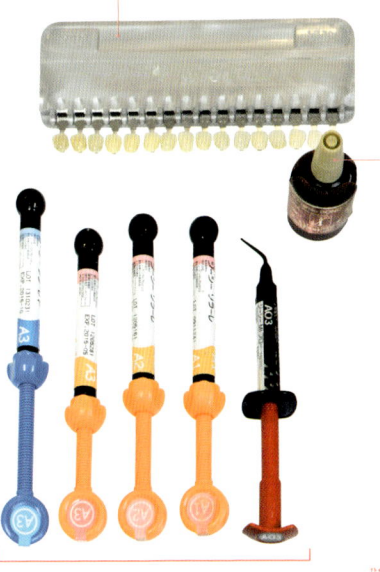

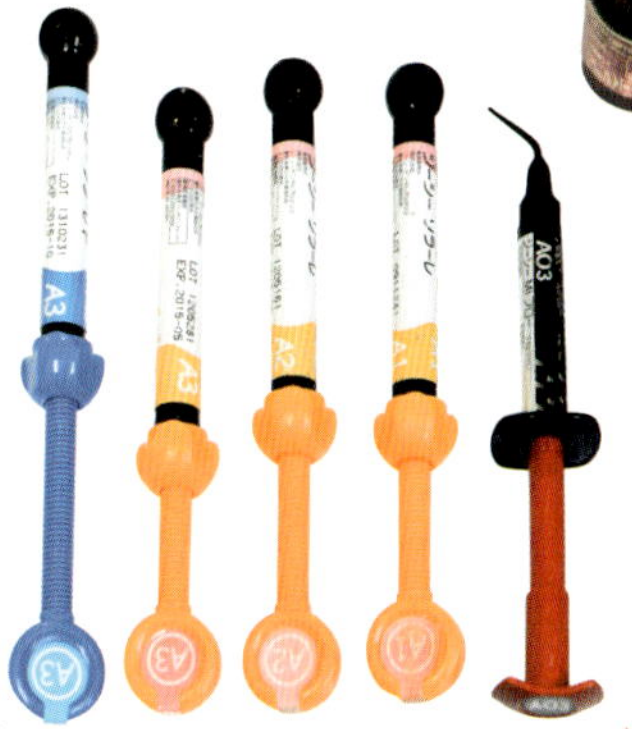

バー、ポイント

ハンドピースにとりつけ、歯やつめものをけずったり、みがいたりする。

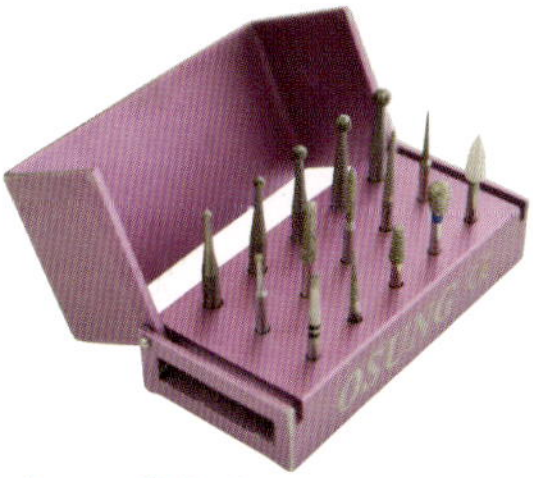

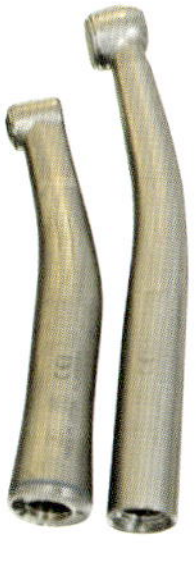

ハンドピース

エアタービンやマイクロモーターにとりつけて使う。

コンポジットレジン

歯をけずった部分をうめる歯科用のプラスチック素材。歯の色に合わせて使い分ける。

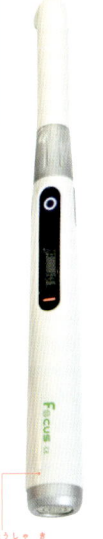

光照射器《ひかりしょうしゃき》

特殊《とくしゅ》な光でコンポジットレジンをかためる。

歯科医師大《だい》解《かい》剖《ぼう》!

歯科医師の服装は、勤務先によってもちがいますが、清潔な白衣が基本。患者《かんじゃ》さんに与《あた》える印象を考えて、それぞれの歯科医院でくふうしています。

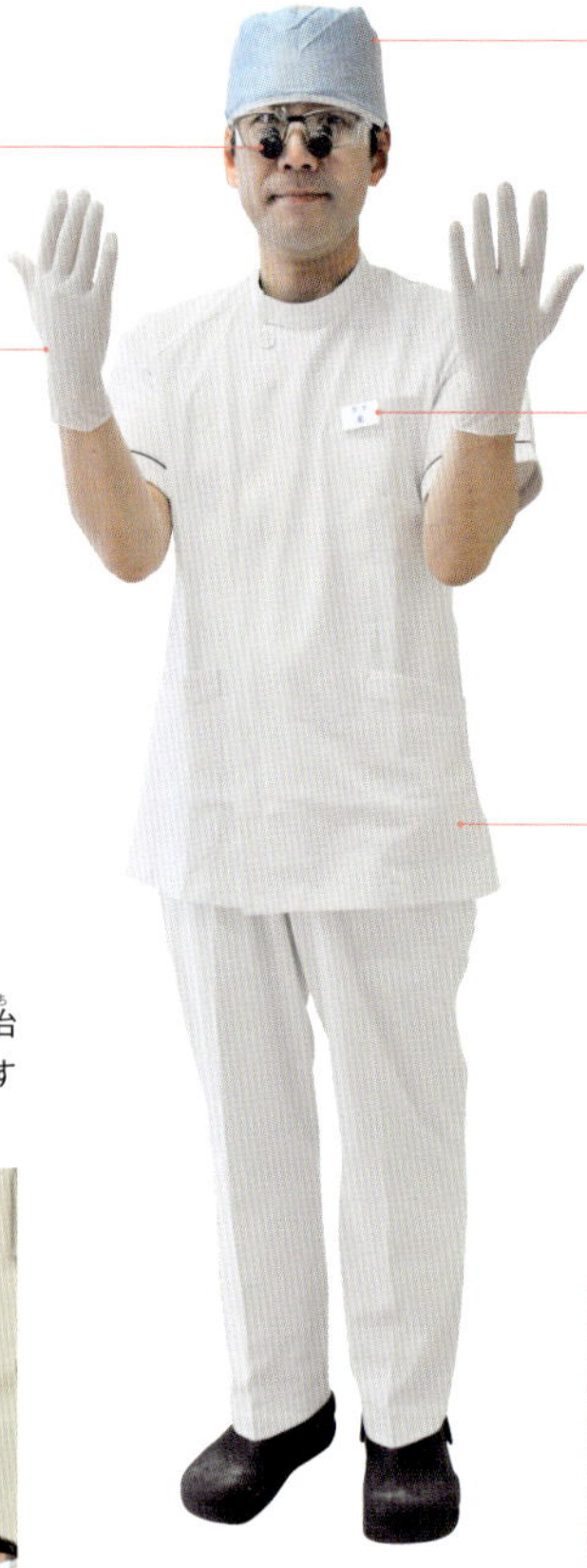

拡大鏡

口の中を拡大して見ることができ、すみずみまで診察《しんさつ》できる。

手袋《てぶくろ》

感染《かんせん》予防のために必ずゴム製の手袋《てぶくろ》をつける。薄手《うすで》なので細かい作業もしやすい。手袋《てぶくろ》は患者《かんじゃ》さんごとに交換《こうかん》。外したらそのつど新しいものにかえる。

マスク

治療中《ちりょうちゅう》はマスクを着用。治療《ちりょう》の前後に患者《かんじゃ》さんと話すときは外すこともある。

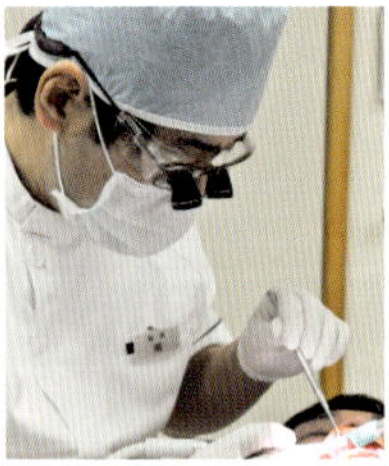

帽子《ぼうし》

治療中《ちりょうちゅう》は帽子《ぼうし》をかぶって髪《かみ》の毛をおおう。写真は使い捨てタイプのもの。

名札

患者《かんじゃ》さんに名前がわかるように名札をつける。歯科医師以外のスタッフも、名前と職種が書かれた名札をつける。

白衣

診療《しんりょう》の際は清潔な白衣を身につける。上下が分かれた動きやすいタイプの白衣を着ることも多い。

子どもや白衣に苦手意識がある患者《かんじゃ》さんにリラックスして診察《しんさつ》を受けてもらうために、色や柄《がら》のついたユニフォームを選ぶ歯科医師もいます。

チェック!!

白衣は医療職《いりょうしょく》のユニフォーム!

訪問診療《しんりょう》や学校健診《けんしん》に行く際など、歯科医院の外で仕事をする場合も、白衣を着ていると患者《かんじゃ》さんや周囲の人に医療職《いりょうしょく》であることが伝わりやすく、安心感や清潔感を与《あた》えることができます。

また、インプラント治療《ちりょう》(28～30ページ)などで手術を行うときには、清潔な手術衣の上に、外科用《げかよう》ガウンを着ます。手袋《てぶくろ》も通常のものより厚手でじょうぶな手術用のものを使用します。

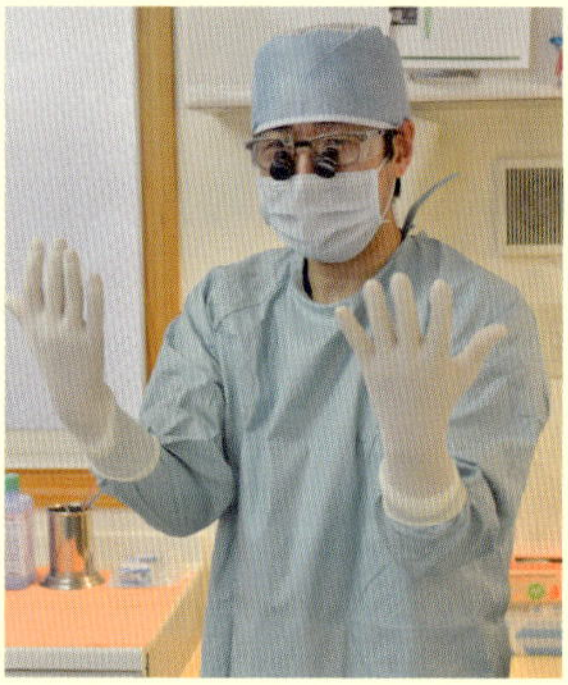

Part 1

歯科医師の一日を見て！ 知ろう！

**歯科医院を開業し、
院長として患者《かんじゃ》さんの診療《しんりょう》にあたる
歯科医師の一日に密着！**

取材に協力してくれた
歯医者さん

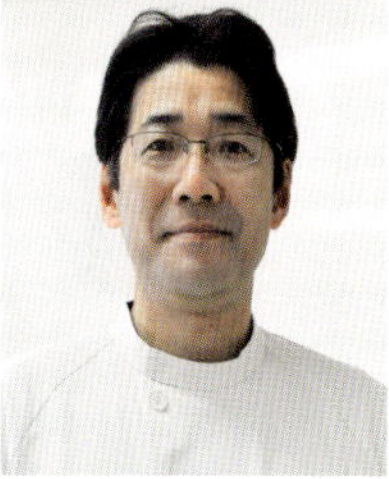

南《みなみ》 誠二《せいじ》先生（56歳《さい》）

みなみ歯科医院 院長
歯科医師、歯学博士

出勤したら
まず何をするの？

9:00 出勤、ミーティング

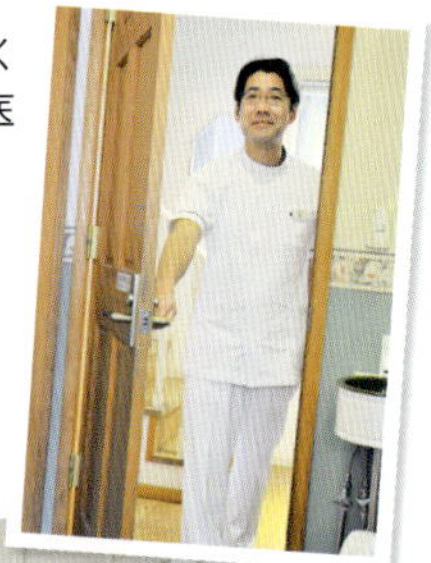

自宅で身じたくを整え、歯科医院に出勤。

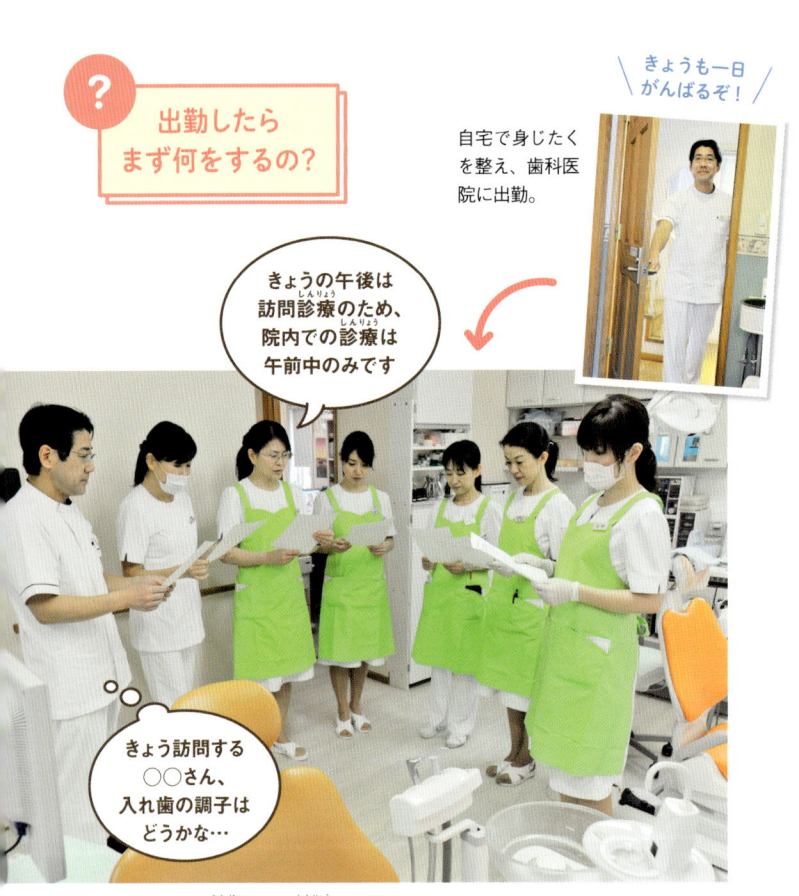

きょうの午後は訪問診療《しんりょう》のため、院内での診療《しんりょう》は午前中のみです
きょう訪問する○○さん、入れ歯の調子はどうかな…

本日来院する患者《かんじゃ》さんの診療《しんりょう》内容をまとめたメモを見ながら、朝のミーティング。

スタッフ全員が顔を合わせ、その日の予定を確認《かくにん》

開業歯科医の中には、自宅の建物の一部を歯科医院としている人もいます。みなみ歯科医院は、院長の自宅の1階が診療《しんりょう》スペースです。出勤したら、まずはスタッフとミーティング。歯科医院には多くの場合、歯科医師のほか、歯科衛生士（17ページ）や歯科助手（27ページ）が勤務していて、チームで患者《かんじゃ》さんの診療《しんりょう》にあたっています。そのため、その日に予定している診療《しんりょう》内容について、全員で共有しておくことが大切です。

厚生労働省《こうせいろうどうしょう》の調査によると、歯科医院に来院する一日の患者数《かんじゃすう》は、平均で20人ほどですが、歯科医院によっても異なります。みなみ歯科医院では、定期健診《けんしん》で来院する患者《かんじゃ》さんも多く、毎日約40人ほどの患者《かんじゃ》さんを診《み》ています。スタッフとのチームワークがしっかりしているからこそ、スムースに多くの患《かん》者《じゃ》さんを診療《しんりょう》できるのです。

9:30

診療《しんりょう》開始

なぜ最初に患者《かんじゃ》さんに症状《しょうじょう》を聞くの?

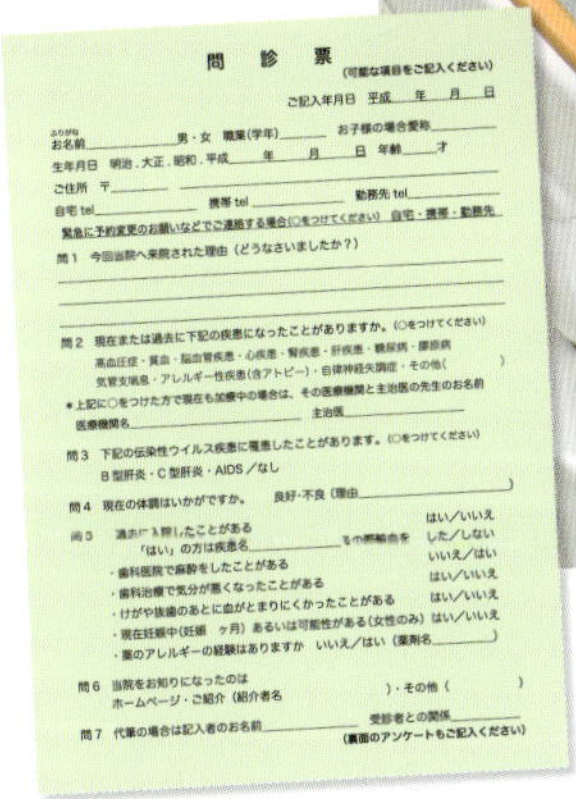

熱いものや
冷たいものが
しみることは
ないですか?

問　診　票 (可能な項目をご記入ください)

ご記入年月日　平成　年　月　日

ふりがな
お名前＿＿＿＿　男・女　職業(学年)＿＿＿　お子様の場合愛称＿＿＿

生年月日　明治．大正．昭和．平成＿＿年＿＿月＿＿日　年齢＿＿才

ご住所　〒＿＿＿

自宅 tel＿＿＿　携帯 tel＿＿＿　勤務先 tel＿＿＿

緊急に予約変更のお願いなどでご連絡する場合(○をつけてください)　自宅・携帯・勤務先

問1　今回当院へ来院された理由(どうなさいましたか?)

問2　現在または過去に下記の疾患になったことがありますか。(○をつけてください)
高血圧症・貧血・脳血管疾患・心疾患・腎疾患・肝疾患・糖尿病・膠原病
気管支喘息・アレルギー性疾患(含アトピー)・自律神経失調症・その他(　　)
●上記に○をつけた方で現在も加療中の場合は、その医療機関と主治医の先生のお名前
医療機関名＿＿＿　主治医＿＿＿

問3　下記の伝染性ウイルス疾患に罹患したことがあります。(○をつけてください)
B型肝炎・C型肝炎・AIDS／なし

問4　現在の体調はいかがですか。　良好・不良(理由＿＿＿)

問5　過去に入院したことがある　はい／いいえ
「はい」の方は疾患名＿＿＿　その際輸血を　した／しない
いいえ／はい
・歯科医院で麻酔をしたことがある　はい／いいえ
・歯科治療で気分が悪くなったことがある　はい／いいえ
・けがや抜歯のあとに血がとまりにくかったことがある　はい／いいえ
・現在妊娠中(妊娠　ヶ月)あるいは可能性がある(女性のみ)　はい／いいえ
・薬のアレルギーの経験はありますか　いいえ／はい(薬剤名＿＿＿)

問6　当院をお知りになったのは
ホームページ・ご紹介(紹介者名　　)・その他(　　)

問7　代筆の場合は記入者のお名前＿＿＿　受診者との関係＿＿＿
(裏面のアンケートもご記入ください)

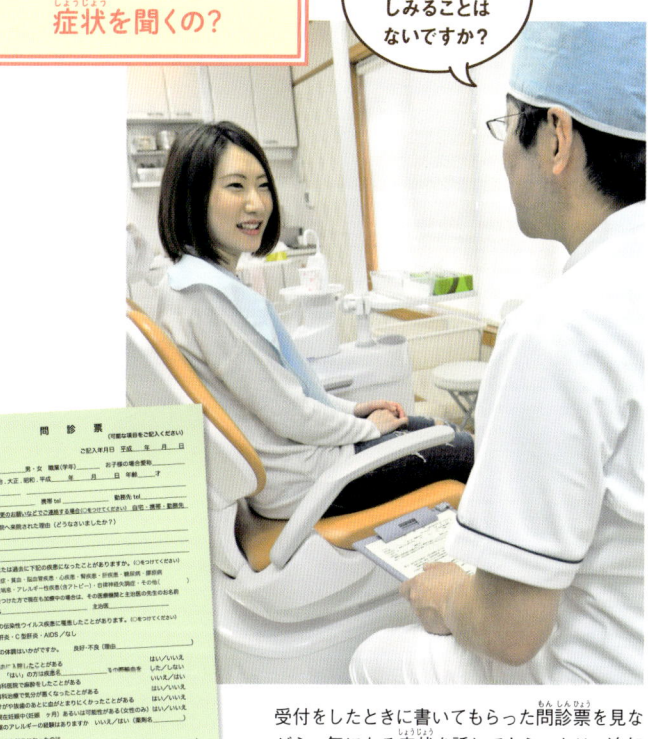

受付をしたときに書いてもらった問診票《もんしんひょう》を見ながら、気になる症状《しょうじょう》を話してもらったり、追加で質問をしたりして、状況《じょうきょう》を確認《かくにん》します。

患者《かんじゃ》さんとよく話をして、信頼《しんらい》関係をつくります

口の中を治療《ちりょう》する歯科診療《しんりょう》では、患者《かんじゃ》さん自身は受診《じゅしん》中のようすを見ることができないため、不安を感じやすいものです。安心して受診《じゅしん》してもらうためには、よく話をして信頼《しんらい》関係をつくること、診療《しんりょう》内容をきちんと説明することがとてもだいじです。

まずは、患者《かんじゃ》さんと目を合わせてあいさつ。気になる症状《しょうじょう》など、患者《かんじゃ》さんの話をよく聞いて、相談に乗ります。これをカウンセリングといいます。カウンセリングの際は、患《かん》者《じゃ》さんが話しやすいよう、診察台《しんさつだい》に座った患《かん》者《じゃ》さんと目線をそろえて話を聞きます。

どんなことが気になって来院したのか、何を診《み》てほしいのかを確認《かくにん》したら、「まずはお口の中を見せてもらいますね」などと、これから何を行うかを伝えます。そして、「いすを倒《たお》しますよ」と声をかけ、口の中が見やすい状態になるよう診察台《しんさつだい》を動かします。

? 定期健診《けんしん》って どんなことをするの？

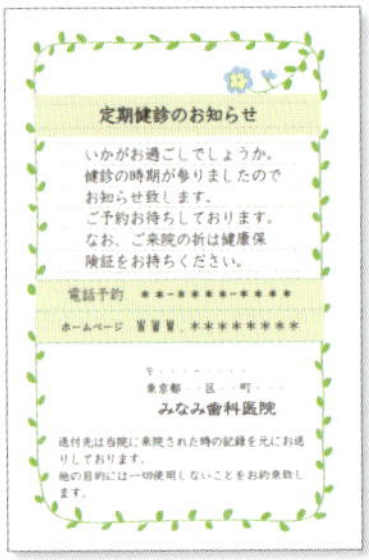
定期健診のお知らせ

いかがお過ごしでしょうか。
健診の時期が参りましたので
お知らせ致します。
ご予約お待ちしております。
なお、ご来院の折は健康保
険証をお持ちください。

電話予約 ＊＊-＊＊＊＊-＊＊＊＊
ホームページ ＷＷＷ.＊＊＊＊＊＊＊＊

〒・・・-・・・・
東京都・・区・・町・・・
みなみ歯科医院

送付先は当院に来院された時の記録を元にお送りしております。
他の目的には一切使用しないことをお約束致します。

定期健診《けんしん》は6か月に1回くらいの間隔《かんかく》で受けるのが目安。ハガキを送ってお知らせします。

治療《ちりょう》が必要なところはありませんね。歯科衛生士に交代して、歯ぐきの検査をしましょう

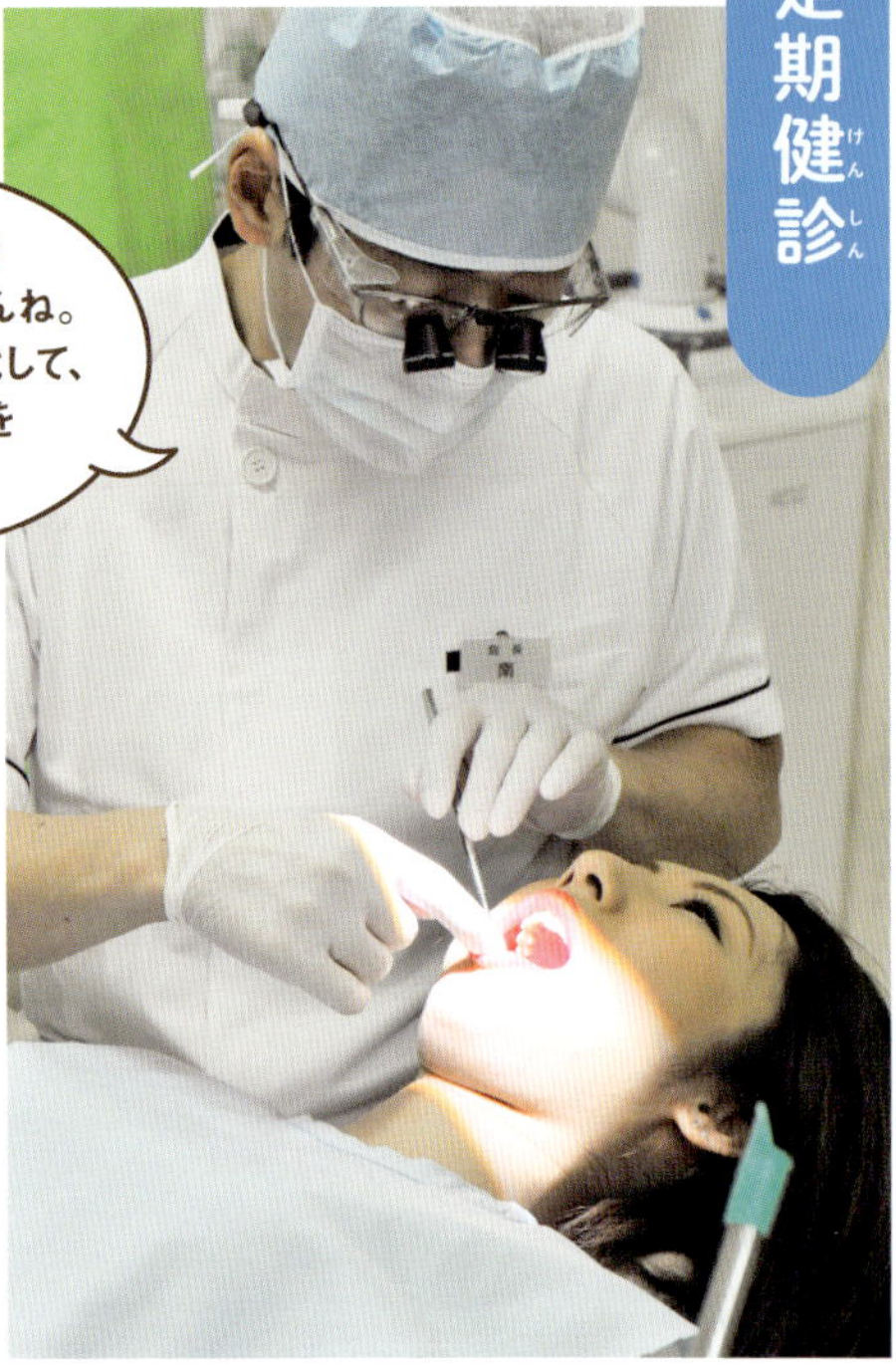

患者《かんじゃ》さんの口の中を無影灯《むえいとう》で照らし、ミラーで1本ずつ歯をチェック。むし歯の有無のほか、かみ合わせや、以前治療《ちりょう》した部分に不具合がないかなども確認《かくにん》します。

歯周ポケットの深さをはかるポケット探針《たんしん》（写真上）と、むし歯の有無をチェックする探針《たんしん》（写真下）。

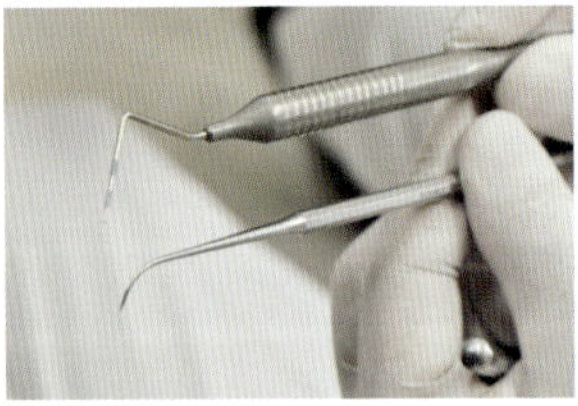

口の中の状態をチェックして、むし歯や歯周病を予防

定期健診《けんしん》ではまず、歯科医師が口の中の状態をチェック。治療《ちりょう》が必要なところが見つかった場合は、患者《かんじゃ》さんに状態を説明して、そのまま治療《ちりょう》に入ることもあります。

次に、歯ぐきの検査を行います。先端《せんたん》に目盛りがついたポケット探針《たんしん》という器具で、歯周ポケット（歯と歯ぐきのすき間）の深さを調べます。歯周ポケットが深ければ、歯周病が進んでいると考えられます。歯周病は、口の中の悪玉の細菌《さいきん》が原因で歯ぐきや歯を支える骨がこわされる病気で、進行すると歯を失う原因にもなります。

また、定期健診《けんしん》では、歯みがきでとりきれない歯垢《しこう》（※1）や歯石《しせき》（※2）の除去、歯みがき指導によって、むし歯や歯周病を予防しています。これらの処置や指導は、歯科医師が行うこともありますが、歯科衛生士が担当することの多い仕事です。

※1 歯垢《しこう》：歯の表面に付着したむし歯菌《きん》の集合体　※2 歯石《しせき》：歯垢《しこう》がカルシウムなどと結びついてかたくなり、歯にこびりついたもの

COLUMN

歯科衛生士は、歯と口の健康を守る専門職

歯科医師の指導のもとで歯科予防処置や歯科診療《しんりょう》補助、歯科保健指導などを行います。

多くの歯科医院では、歯科医師とともに、歯科衛生士という職種のスタッフが働いています。歯科衛生士はむし歯や歯周病を予防し、歯と口の健康をサポートする専門職で、その免許《めんきょ》は国家資格です。

歯科衛生士の仕事として法律に定められているのは、歯科予防処置、歯科診療《しんりょう》補助、歯科保健指導の3つです。歯科予防処置は、歯や歯ぐきを健康に保つために、歯にフッ素をぬったり、歯石《しせき》を除去したりと、直接患者《かんじゃ》さんの口の中に対して行う業務です。歯科診療《しんりょう》補助は、歯科医師の指示を受けて歯科治療《ちりょう》の一部を行ったり、補助したりすることです。歯科保健指導は、歯と口の健康を守るための正しい生活習慣やセルフケアについて、専門的な支援《しえん》や指導を行うこと。歯みがき指導もこれにあたります。

歯科助手（27ページ）は国家資格をもたないため、この３つの仕事は、行うことができません。

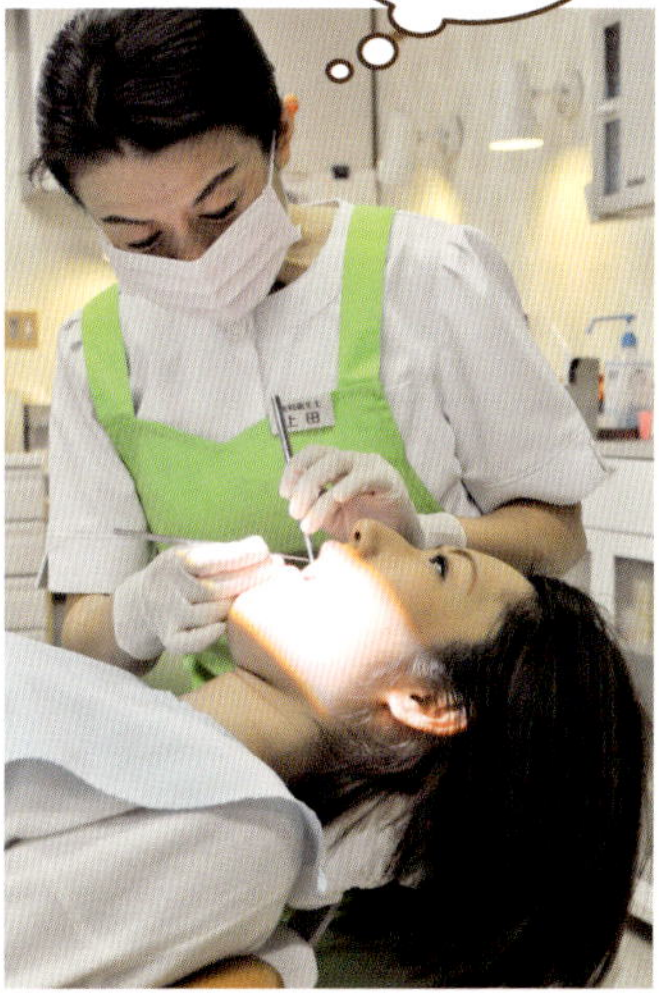
歯周ポケットの深さは問題なし！

歯科衛生士は、器具を使って、歯ぐきの検査や歯石《しせき》の除去も行います。

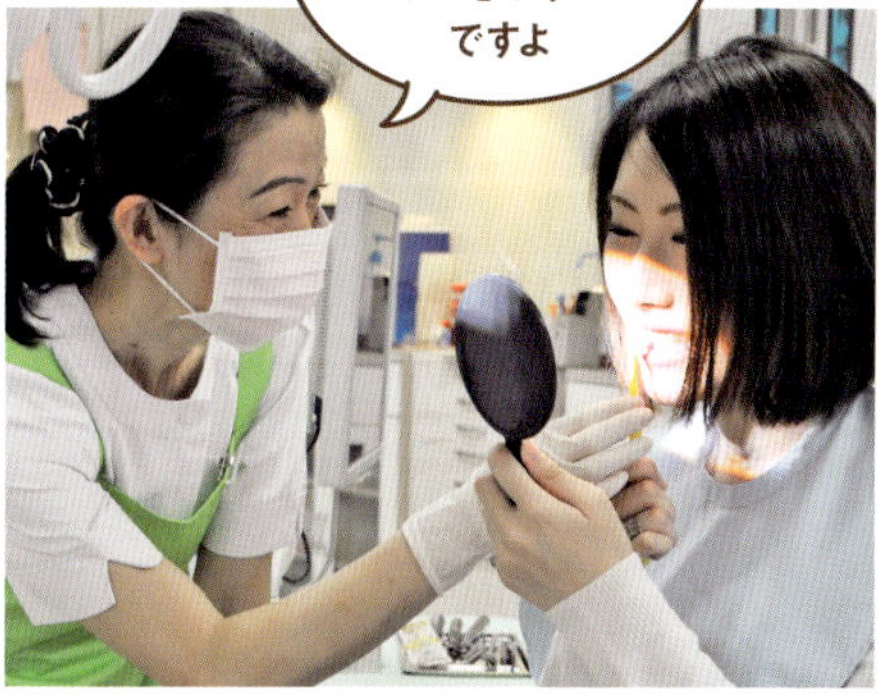
この部分は、歯ブラシを縦にするとみがきやすいですよ

歯みがき指導では、まず患者《かんじゃ》さんのふだんのみがき方をチェック。歯ブラシの動かし方や角度、みがき残しやすい部分のみがき方などをアドバイスします。

むし歯の治療《ちりょう》

むし歯はどうやって見つけるの?

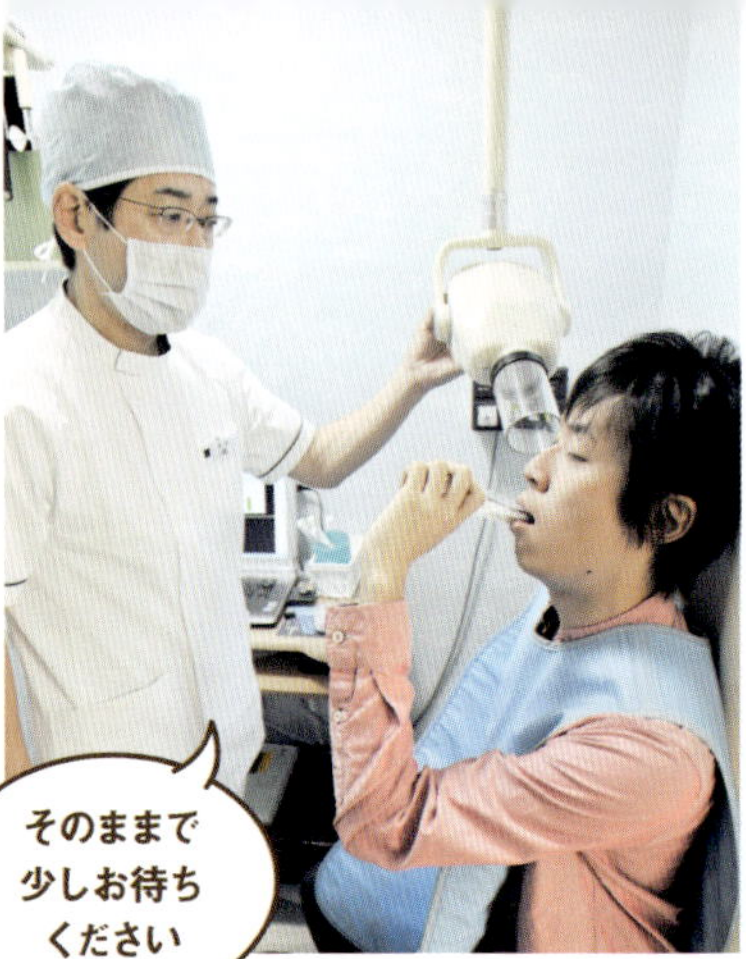

デンタルレントゲン装置では、2～3本の歯のくわしい画像が撮影《さつえい》できます。患者《かんじゃ》さんの口の中に小さなフィルムを入れて、X線を当てて撮影《さつえい》します。

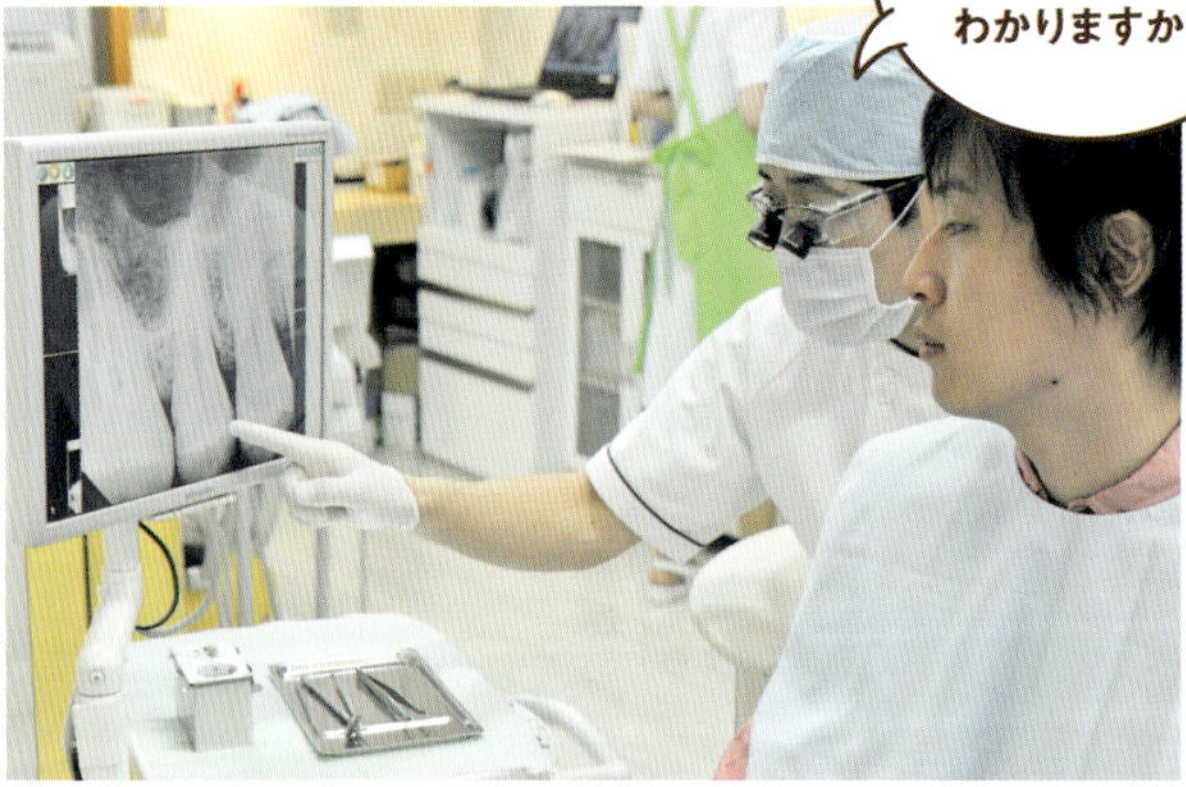

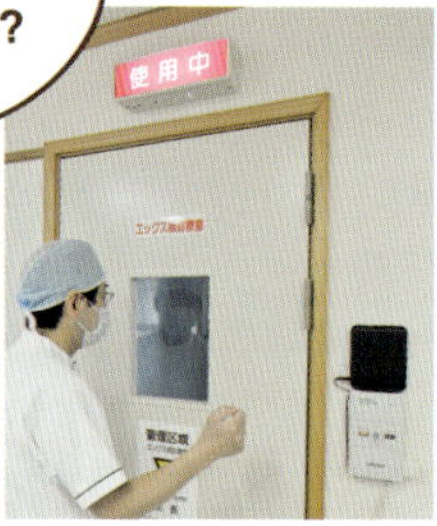

レントゲン撮影《さつえい》は歯科医師の仕事。歯科衛生士や歯科助手にはスイッチを押すことができません。

口の中を直接診察《しんさつ》するほか、レントゲン検査によるチェックも

患者《かんじゃ》さんが痛みを訴《うった》えている部分を診察《しんさつ》し、むし歯を確認《かくにん》する場合と、本人は気づいていなかったむし歯を、定期健診《けんしん》などで歯科医師が発見する場合があります。いずれの場合も、まずは定期健診《けんしん》のときと同様に、ミラーを使って直接口の中を見て診察《しんさつ》。歯の一部が白くにごったり、黒っぽくなったりしていれば、その部分がむし歯になっている可能性があるので、探針《たんしん》という器具でさわります。歯科医師は、その感触《かんしょく》によって、汚《よご》れなのかむし歯なのか、進行具合はどの程度かなどを判断するのです。

説明のために特殊《とくしゅ》なカメラで口の中の写真を撮影《さつえい》したり、外側から目で見ただけでは確認《かくにん》しづらいむし歯のレントゲン（X線）検査を行ったりもします。撮影《さつえい》した画像を見ながら歯の状態を説明し、患者《かんじゃ》さんの希望も聞いて治療《ちりょう》方針を決めていきます。

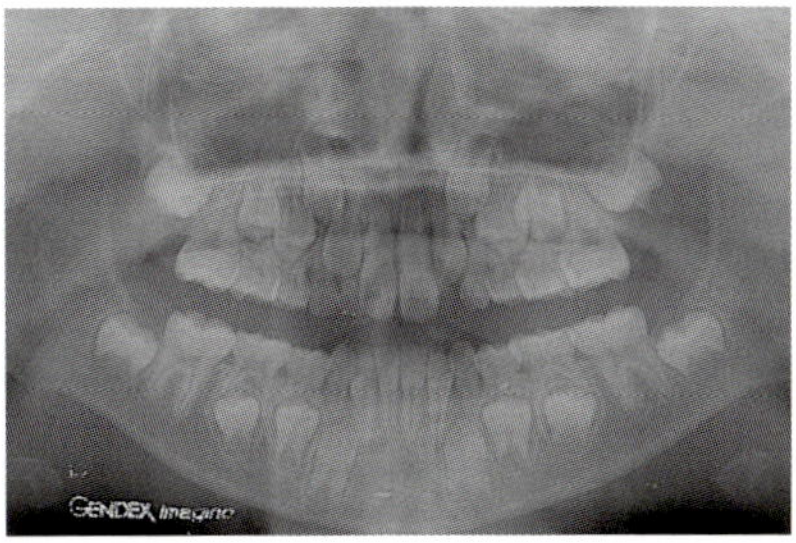

パノラマレントゲンの画像。この写真では、乳歯の下に、生えかわる永久歯が準備されていることがわかります。

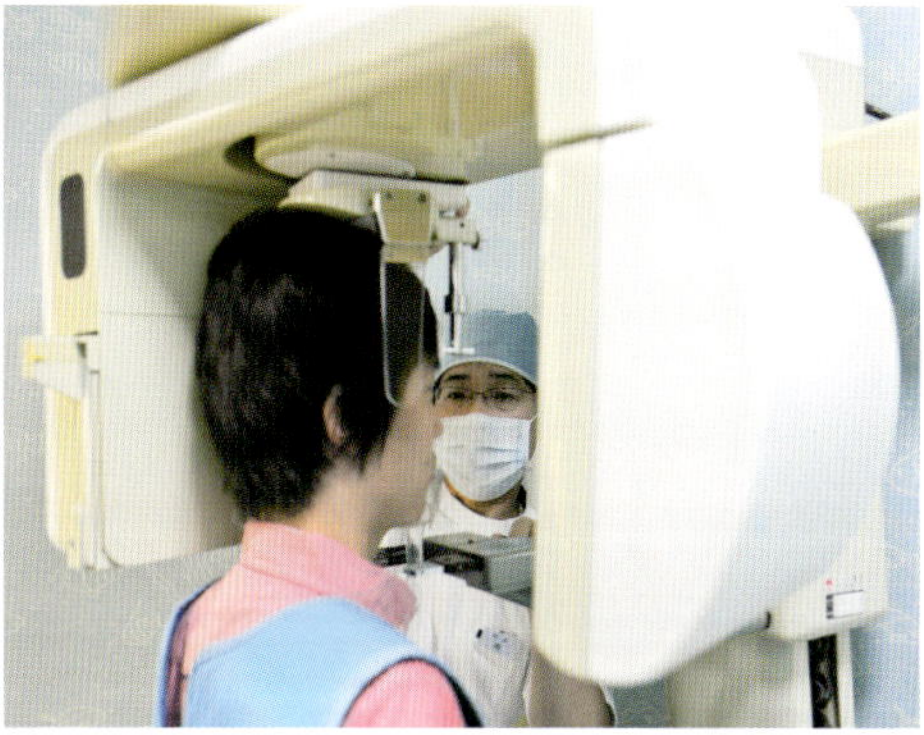

1枚ですべての歯の画像が撮影《さつえい》できるパノラマレントゲン装置を使えば、歯並びなど、あご全体の状態を確認《かくにん》することができます。

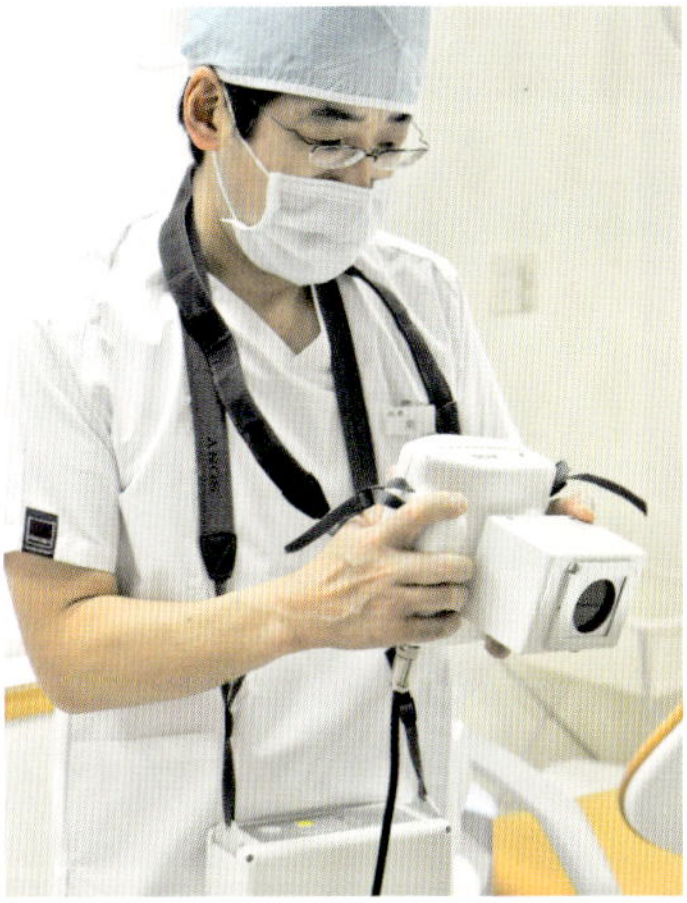

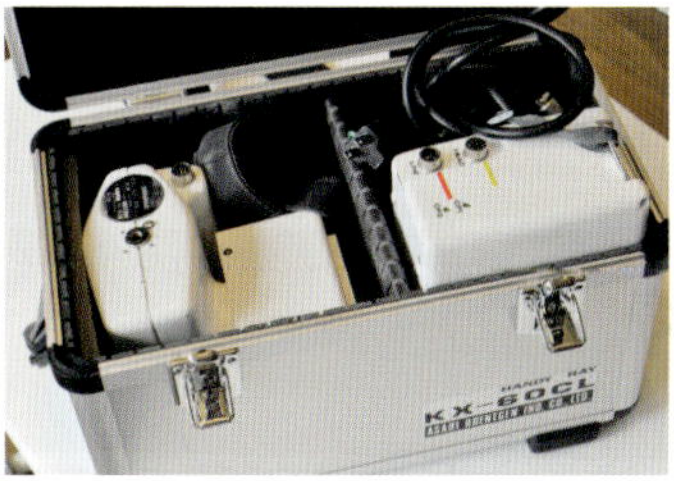

訪問診療《しんりょう》(32～35ページ)などでは、持ち運びができるコンパクトなサイズのデンタルレントゲン装置を使います。

診断《しんだん》画像の見方

歯科のレントゲン検査では、歯、骨、金属のつめもの・かぶせものといったかたいものは白く写ります。ただし、歯の中には、血管や神経が集まった「歯髄《しずい》」という部分があり、この部分はやわらかいため黒く写ります。歯髄《しずい》以外で黒く写ったところは、むし歯になっていたり、骨がとけていたりと、何らかの問題がある部分です。右の写真では、丸で囲んだ部分がむし歯です。レントゲン検査をすると、むし歯の深さや大きさが正確にわかるほか、歯と歯の間やつめもの・かぶせものの下など、見えない部分にできたむし歯も見つけることができます。

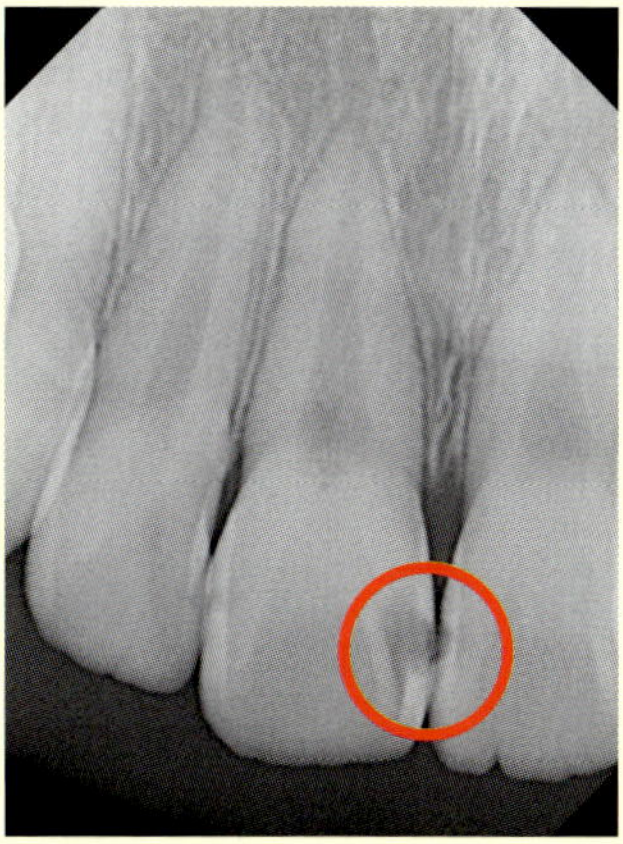

むし歯は どうやって治すの？

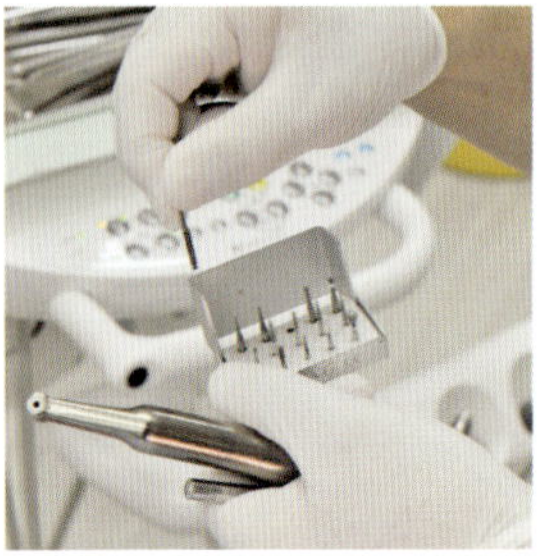

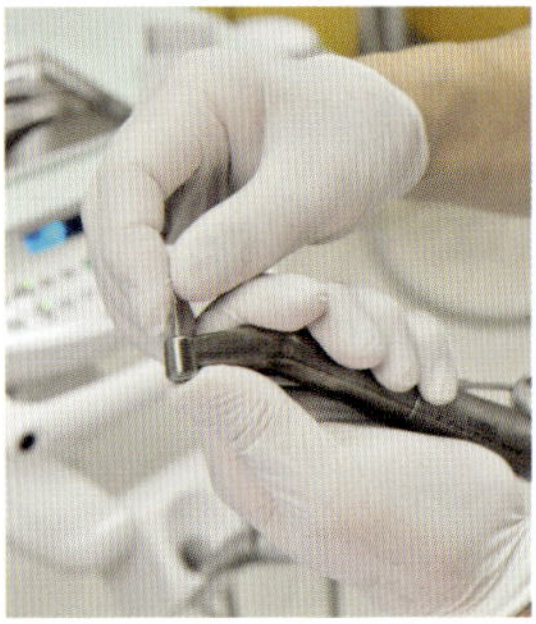

何種類ものバーやポイントから、用《よう》途《と》に合ったものを選んでエアタービンに装着。

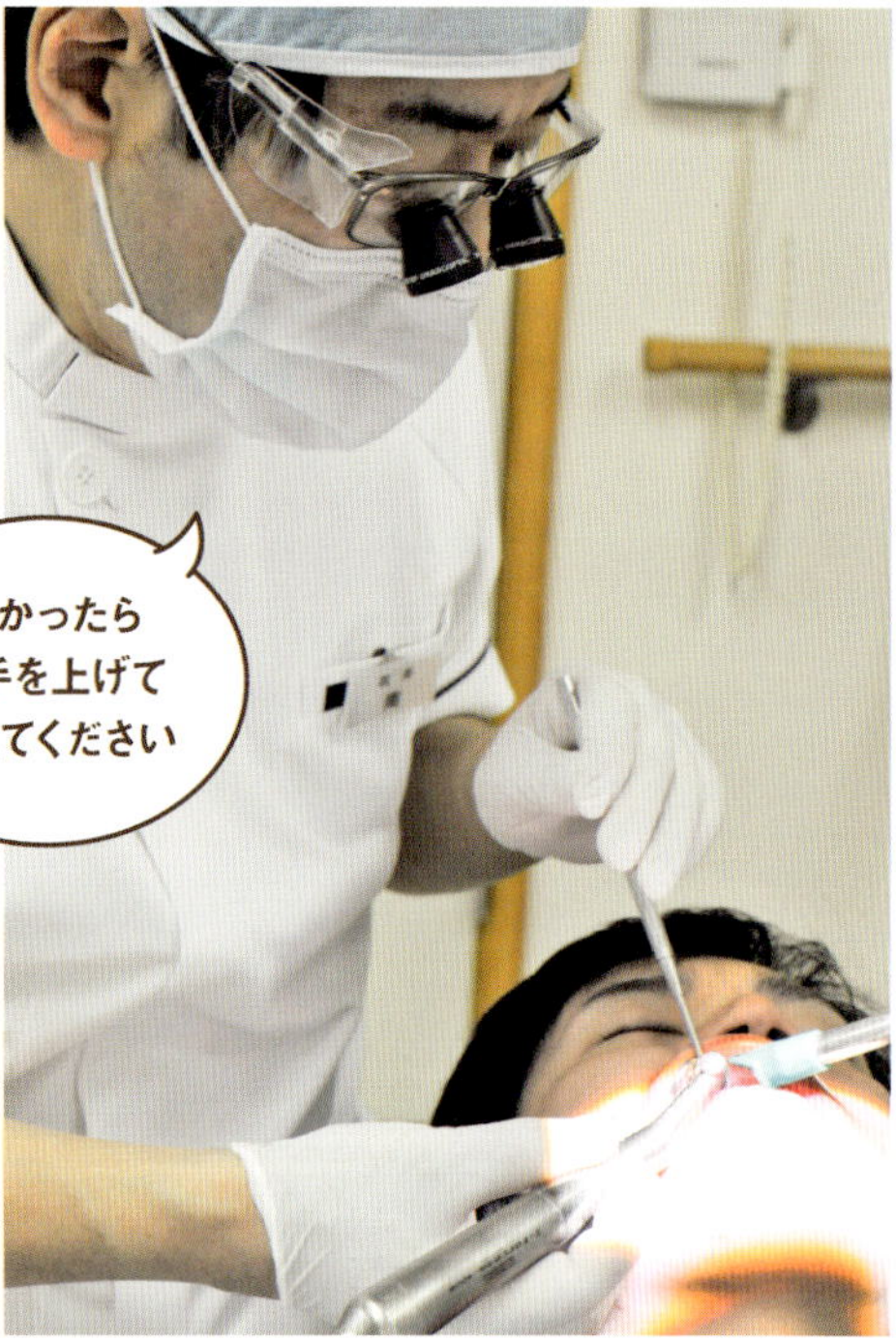
痛かったら
左手を上げて
教えてください

歯の裏側など見えづらい部分は、ミラーも使って確認《かくにん》しながら治《ち》療《りょう》。ほおや舌を傷つけないよう、細心の注意をはらいます。

むし歯の進行具合によります。初期のむし歯はけずらないことも

むし歯の治療《ちりょう》というと歯をけずるイメージがありますが、けずる治療《ちりょう》は必要最低限にとどめます。初期のむし歯なら、ていねいな歯みがきと定期的な受診《じゅしん》によって、進行を防いで保存することも可能です。

むし歯が進行している場合は、そのままにしておくと歯の健康な部分にも悪影響《あくえいきょう》をおよぼす危険があるため、むし歯の部分をけずりとります。歯の構造は、外側がかたいエナメル質、その内側がそれより少しやわらかい象牙質《ぞうげしつ》で、さらにその中に歯髄《しずい》があります。けずる部分のかたさや大きさに合わせて適切な道具を選び、慎重《しんちょう》にけずっていきます。

けずりとった部分の大きさに応じて、コンポジットレジン（11ページ）をつめたり、クラウン（金属やプラスチックなどでつくったかぶせもの）やインレー（つめもの）をセメントで装着したりすれば、治療《ちりょう》は完了《かんりょう》です。

コンポジットレジンを使った治療《ちりょう》

❶けずった部分をきれいにして水分をとりのぞいてから、ボンディング（11ページ）をぬり、コンポジットレジンをつめます。
❷コンポジットレジンを充填器《じゅうてんき》（11ページ）で軽く整え、光照射器《ひかりしょうしゃき》で光を当ててかためます。かたまったら、かみ合わせを確認《かくにん》しながら調整して仕上げます。

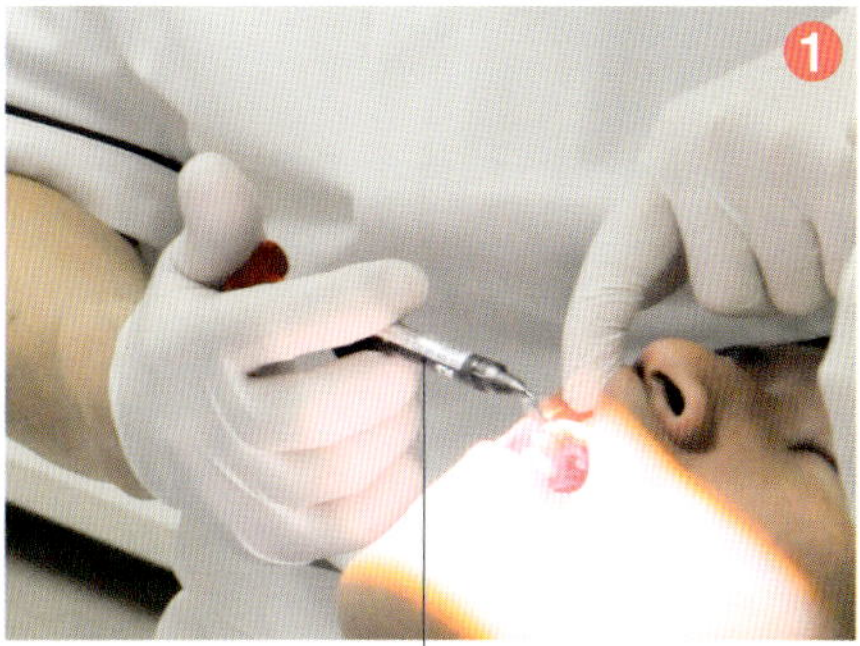

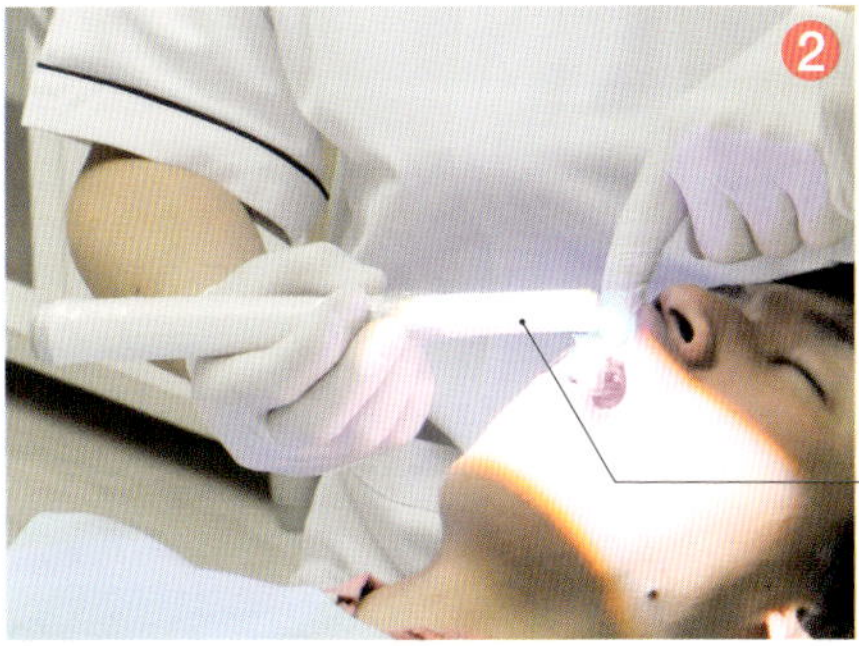

コンポジットレジン

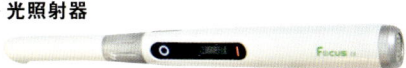

光照射器《ひかりしょうしゃき》

クラウンやインレーの作成に使う歯の模型のつくり方

❶印象材（型をとるための材料）を練ります。印象材にはいろいろな種類がありますが、アルギン酸という素材が一般的《いっぱんてき》。
❷練った印象材をトレーに盛り、型をとりたい部分に密着させます。印象材の種類にもよりますが、数分でかたまります。
❸歯の形にかたまった状態。
❹❺かたまった印象材に模型の材料を盛り、かたまるまで待ちます。

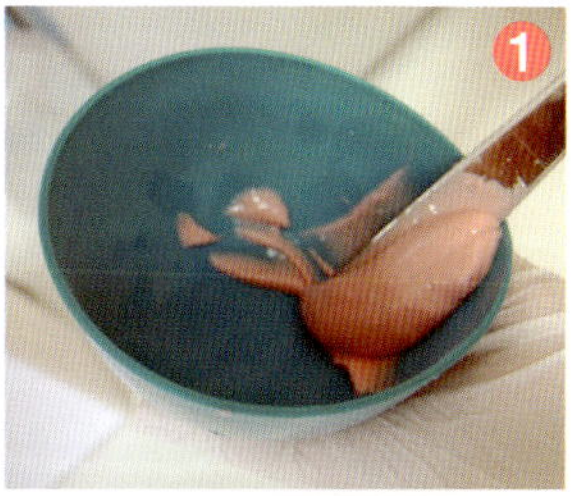

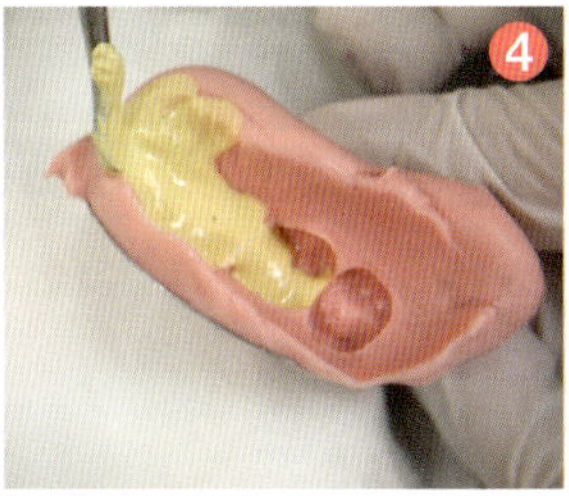

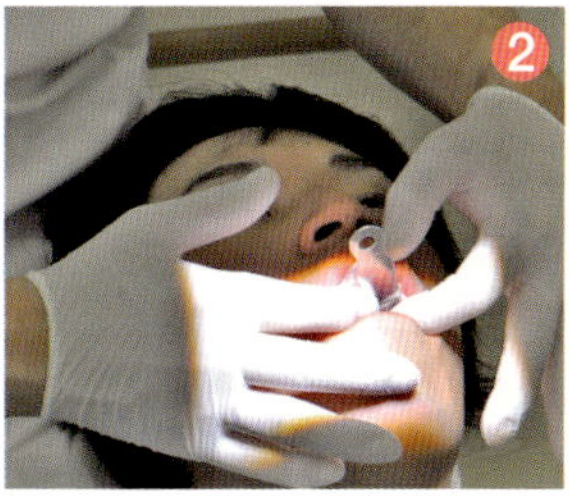

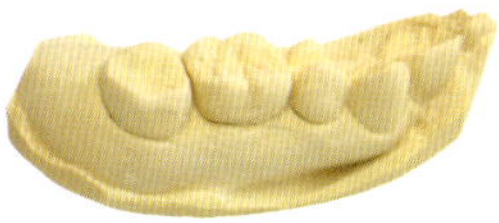

できあがった歯の模型。空気が入ったり、欠けたりしていないか、よく確認《かくにん》してから歯科技工士にわたして、クラウンやインレーの作成を依頼《いらい》します（23ページ）。

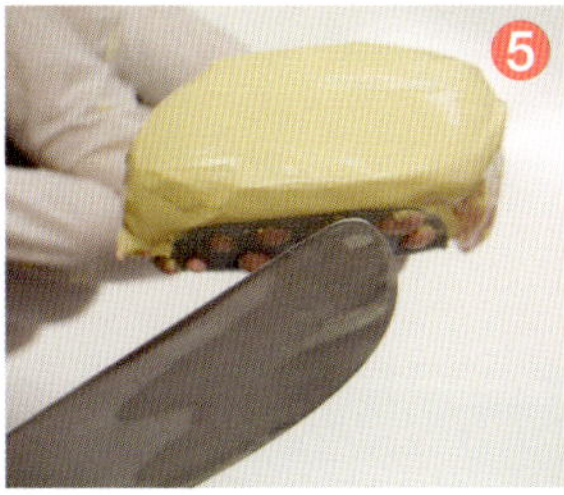

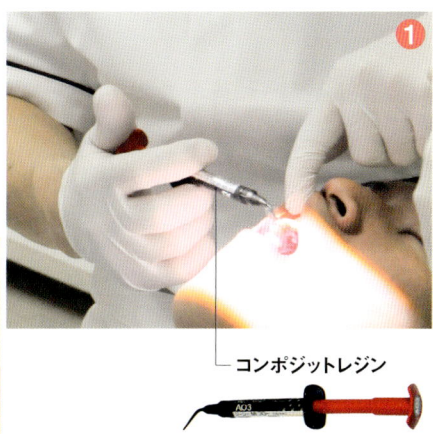

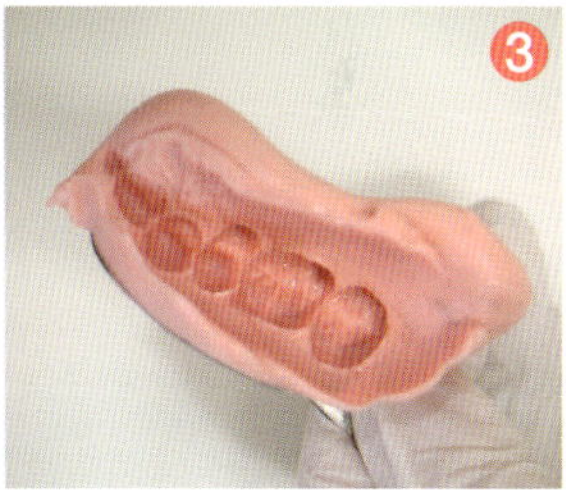

治療《ちりょう》のとき、何度もかみ合わせを確認《かくにん》するのはなぜ？

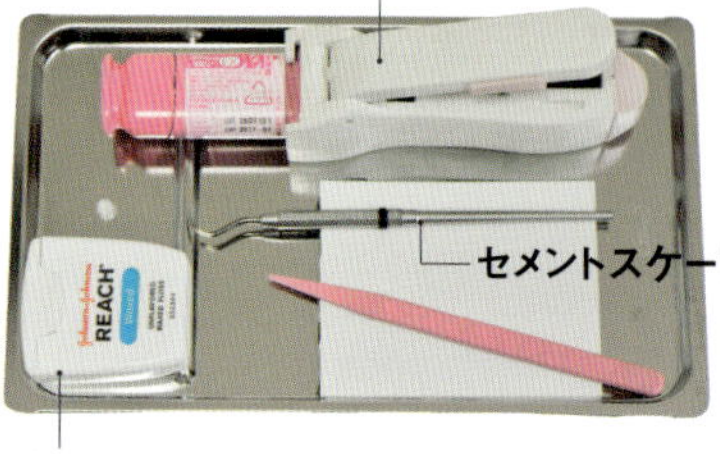

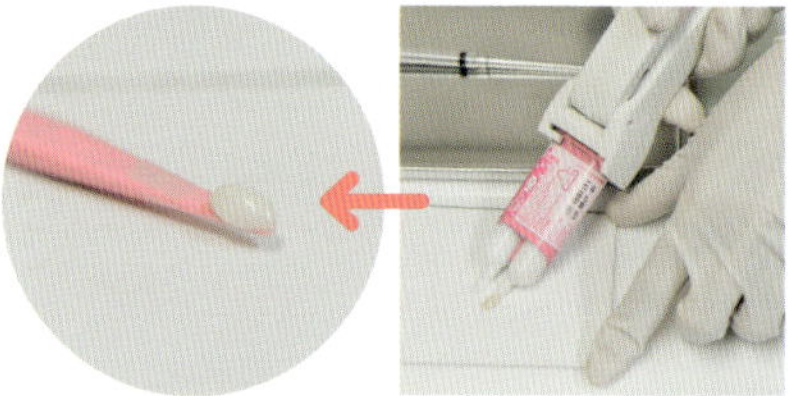

接着用セメントは、2種類の素材を混ぜ合わせて使います。

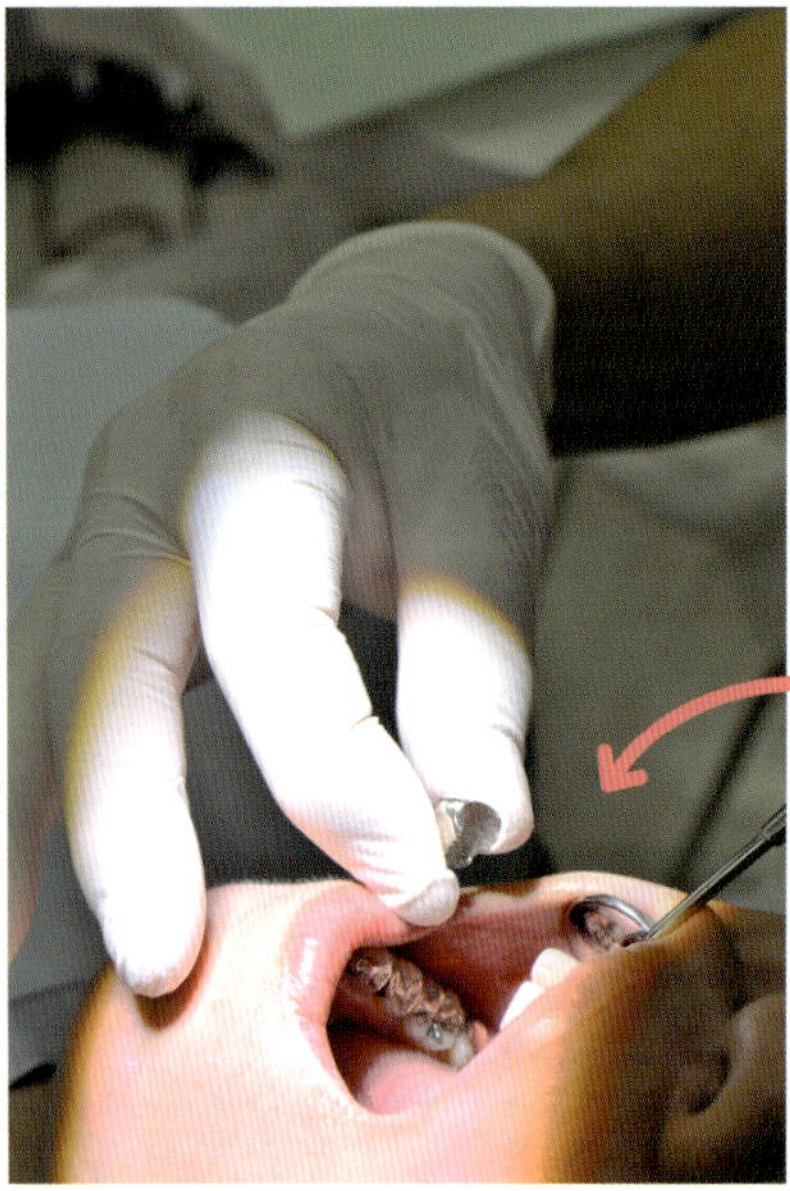

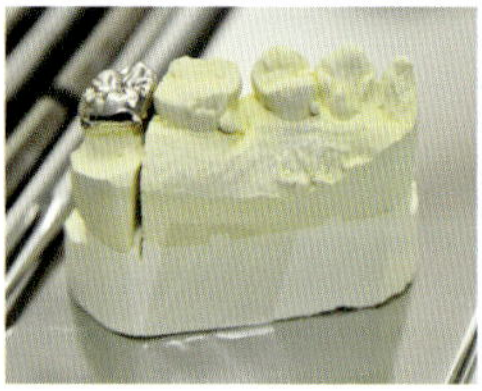

歯の模型に合わせてつくったクラウンに、接着用セメントをつけて歯にかぶせ、セメントがかたまったら、セメントスケーラーやデンタルフロスを使って余分なセメントをとりのぞきます。

かみ合わせは全身の健康に影響《えいきょう》。細かい調整が必要です

かみ合わせは、口やあごはもちろん、全身の健康にも大きく影響《えいきょう》します。人間の歯は、むし歯でとけたり、ケガで欠けたりしたら、基本的に再生することはありませんが、歯の一部や全部が失われたところをそのままにしておくと、かみ合わせや歯並びに問題が生じてしまいます。そのため、歯科治療《ちりょう》では、クラウンやインレー、入れ歯を装着したり、インプラント治療《ちりょう》（28～30ページ）をしたりして補うのです。

クラウンやインレーなどの技工物は、患者《かんじゃ》さんに合わせて一つ一つ手づくりされていますが、実際に装着したあとも、さらに細かく調整する必要があります。患者《かんじゃ》さん自身にカチカチとかんで感覚を確かめてもらったり、強く当たっている部分に色がつく咬合紙《こうごうし》という紙を使って確認《かくにん》したりしながら、違和《いわ》感《かん》なくかめるように整えます。

COLUMN

歯科治療《ちりょう》に欠かせない、歯科技工士との連携《れんけい》

歯科技工士は、口の中に装着する技工物をつくる専門技術者。歯科医師とともに、患者《かんじゃ》さんの歯と口の健康を支えます

患者《かんじゃ》さんの口の中に装着するクラウンやインレー、入れ歯、矯正《きょうせい》装置などを作成、修理、加工する「歯科技工」を専門とする技術者が、歯科技工士です。クラウンや入れ歯などは、人の体の一部となるものですから、歯科技工には細部にわたるまで正確さが求められます。歯科医師が歯科技工を行うこともできるのですが、実際にはほとんどの歯科技工を、専門技術者である歯科技工士がになっています。

歯科技工士は、歯科医師から発注を受け、一人ひとりの歯や口の状態にぴったりと合う技工物を作成して、歯科医師に納品します。患者《かんじゃ》さんと接することは少ない仕事ですが、歯科医師と連携《れんけい》して、患者《かんじゃ》さんの歯と口の健康をかげながら支えています。歯科技工士は、歯科治療《ちりょう》に欠くことのできない存在なのです。歯科医院の中には、院内に歯科技工士が勤務しているところもあります。

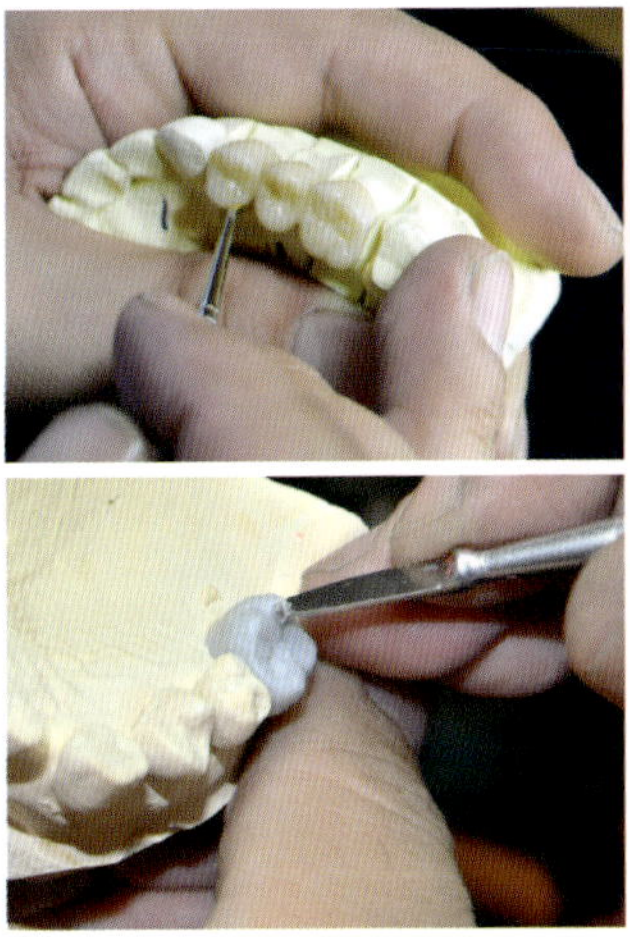

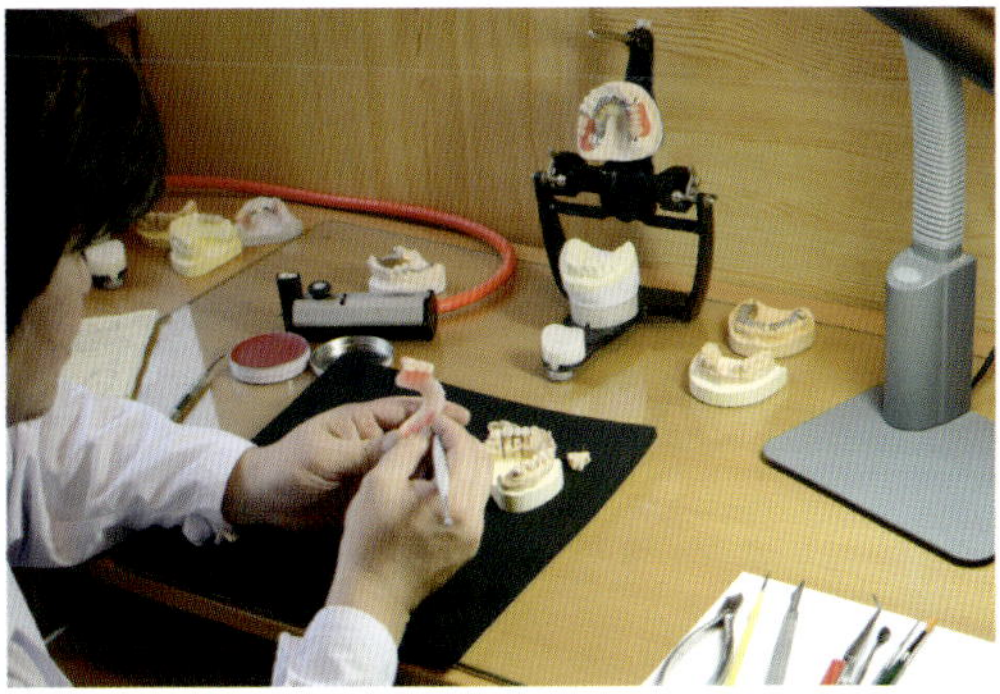

歯科医師からわたされた歯の模型をもとに技工物を成形します。作業にはマイクロメートル（1000分の1ミリ）単位の精密さが求められることも。

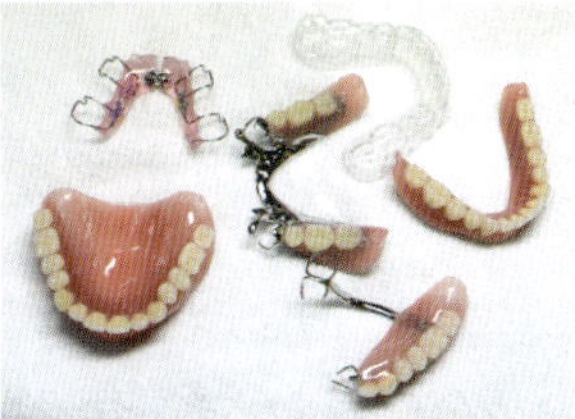

歯科技工士は矯正《きょうせい》装置や入れ歯、マウスガードも作成。

写真提供：株式会社ティースサイエンス

歯の矯正《きょうせい》って、どのくらいの期間がかかるの?

矯正治療《きょうせいちりょう》

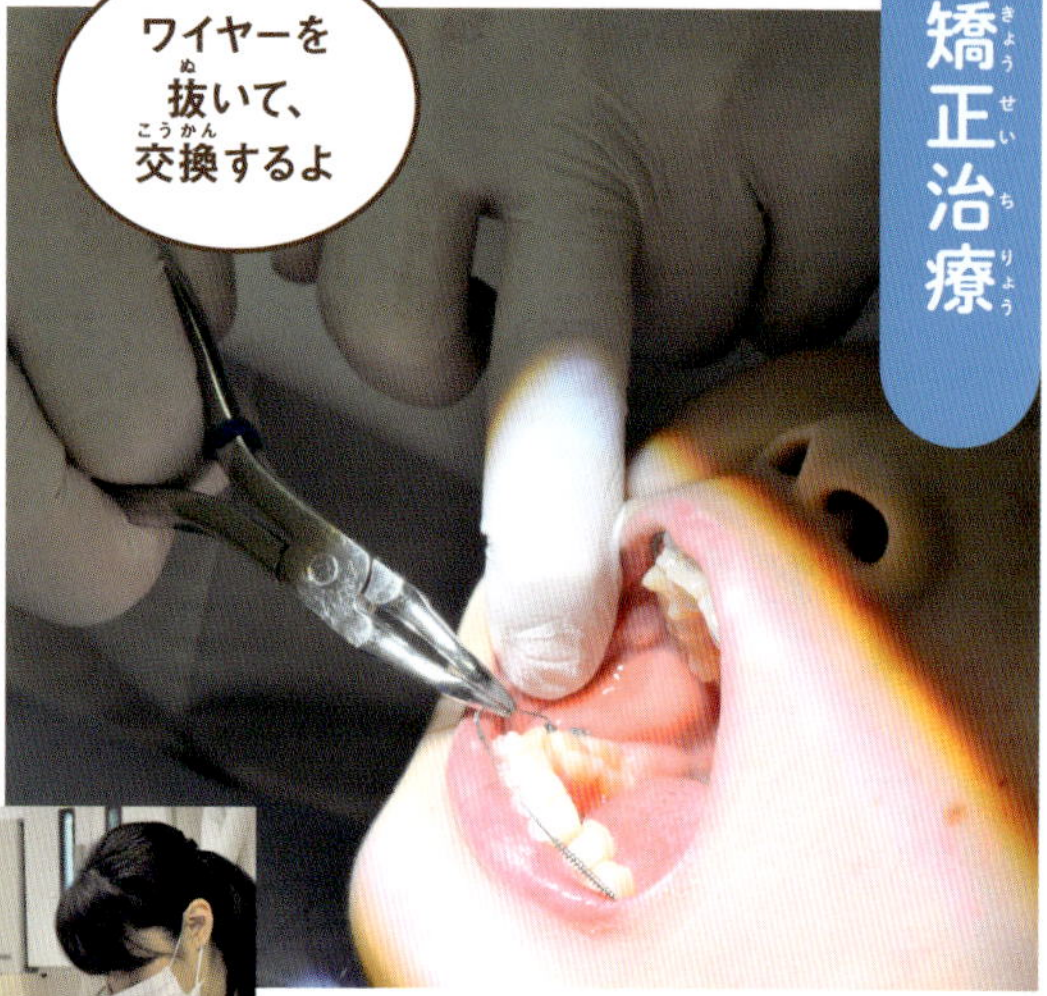

1〜2か月ごとにワイヤーを交換《こうかん》して、歯にかける力の大きさを調整します。ワイヤーが太くなるほど、歯に大きな力がかかります。

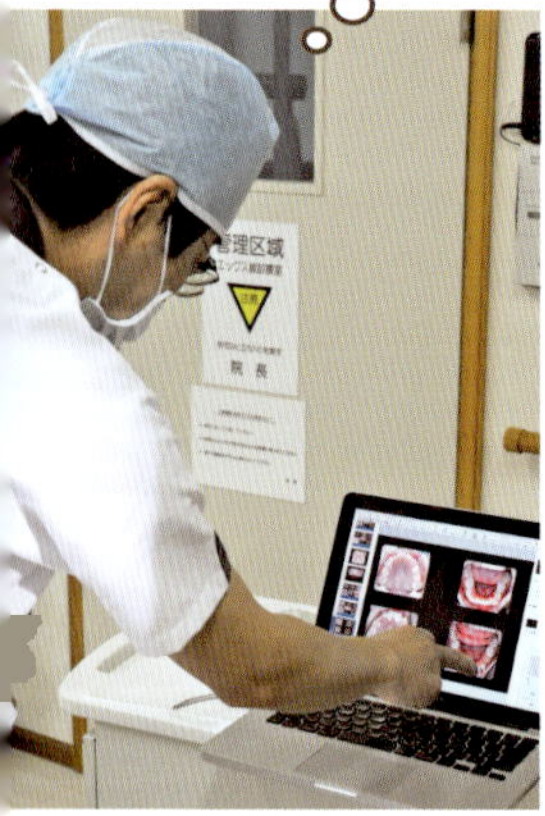
予定どおり、
このあたりの歯が
内側に動いてきて
いるな…

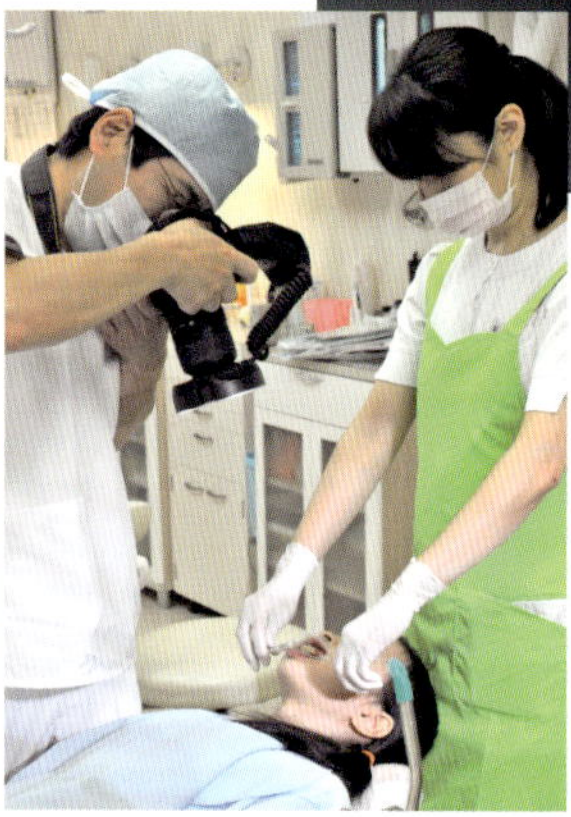

治療《ちりょう》による変化を確かめるために、毎回写真を撮影《さつえい》。過去の写真と比べてチェックします。

年齢《ねんれい》や状態にもよりますが、一般的《いっぱんてき》には1〜3年ほど

矯正治療《きょうせいちりょう》は、上下がきちんとかみ合わない、歯の生え方がでこぼこしているなど、問題のある歯並びをきれいに整える治療《ちりょう》です。歯並びを整えることで、見た目がよくなるだけでなく、歯のまわりやあごの関節に関連するトラブルを予防したり、改善したりすることができます。

矯正治療《きょうせいちりょう》では、あごの骨にうまっている根元の部分ごと歯を動かしたり、あごの骨そのものを調整したりして歯並びを整えるため、ある程度の年月をかける必要があります。矯正《きょうせい》を開始する年齢《ねんれい》によって、また、歯やあごの骨の状態によって、治療《ちりょう》期間はさまざまですが、一般的《いっぱんてき》には1〜3年ほどの年月がかかります。

矯正治療《きょうせいちりょう》を行っている間、患者《かんじゃ》さんには1か月に1回くらいのペースで通院してもらい、状態の確認《かくにん》や矯正《きょうせい》装置の調整をします。

矯正《きょうせい》による歯並びの変化

本来、上の歯は下の歯より前に出ているものですが、この写真の例では、逆に下の歯が前に出てしまっています。いわゆる「受け口」と呼ばれるかみ合わせで、ものがうまくかめなかったり、話し方が聞きとりにくくなったりすることがあります。矯正後《きょうせいご》の写真を見ると、治療《ちりょう》によってかみ合わせが大きく改善されたことがわかります。

矯正前《きょうせいまえ》

矯正中《きょうせいちゅう》

矯正後《きょうせいご》

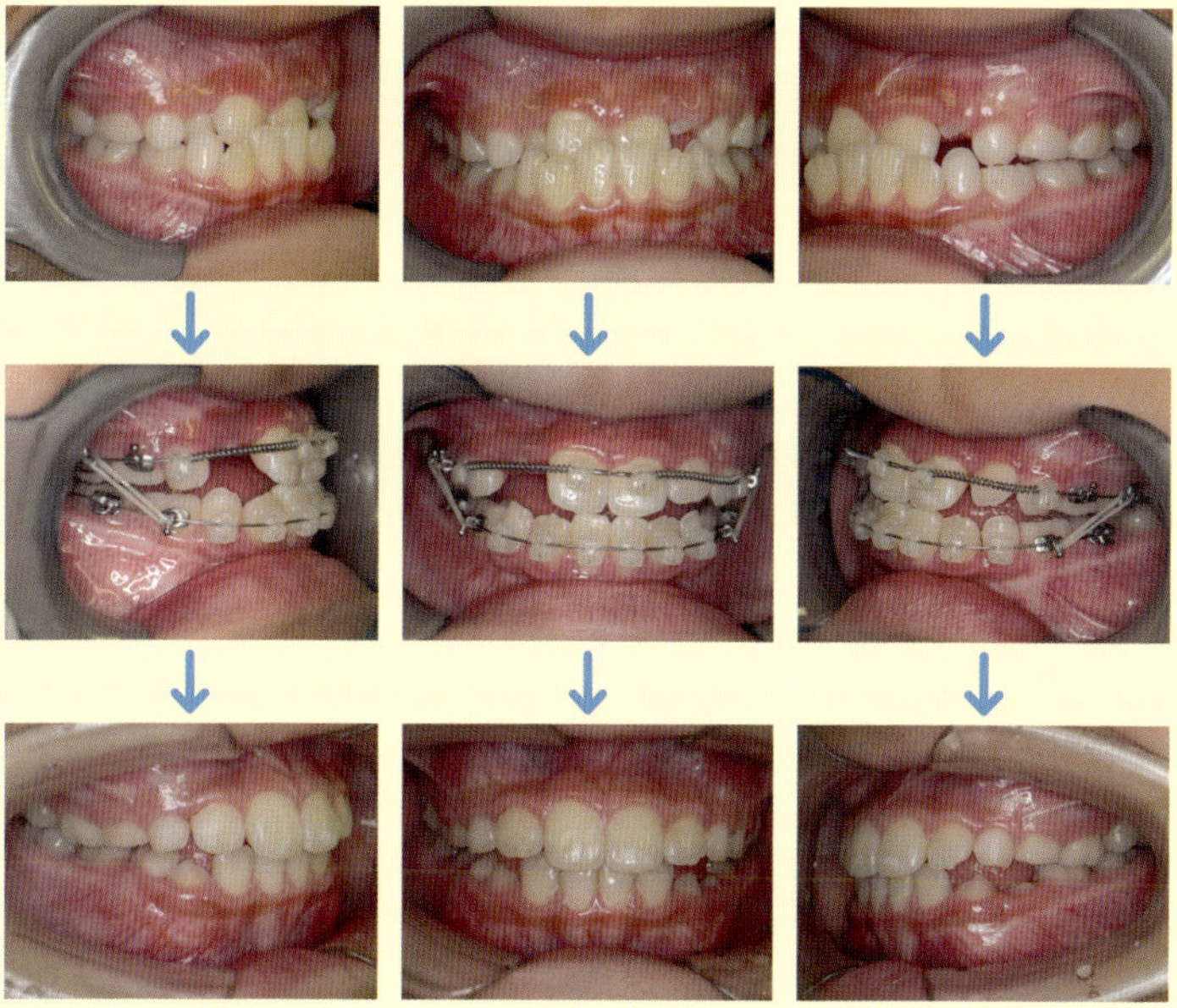

矯正《きょうせい》装置をつけていると、むし歯や歯周病、口内炎《こうないえん》が起こりやすくなるため、患者《かんじゃ》さんや家族に向けて、歯みがきや食生活についてのアドバイスをすることも大切です。

また、矯正治療《きょうせいちりょう》で動かした歯は、元の位置にもどろうとすることがあるので、矯正《きょうせい》装置を外したあとも数年間は、マウスピースなどの保定装置を使って歯をおさえておかなければなりません。歯科医師は長期間にわたって患者《かんじゃ》さんをケアしていく必要があります。

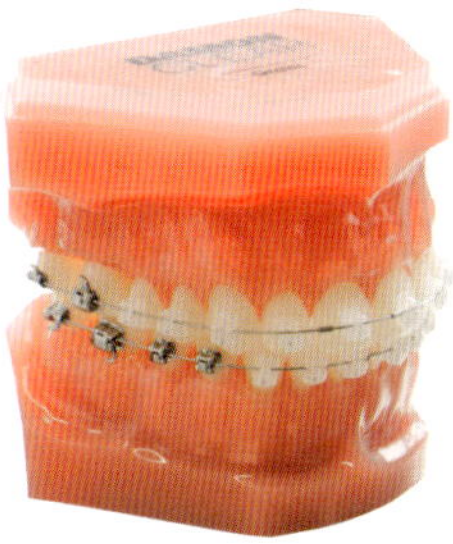

マルチブラケット装置

矯正《きょうせい》装置の最も代表的なもの。歯の1本1本にブラケットという小さな装置をとりつけ、そこにワイヤーを通して、歯に力をかけます。プラスチックなどでできた目立たない色のブラケットを使うこともあります。

診療内容《しんりょう》はどうやって記録するの？

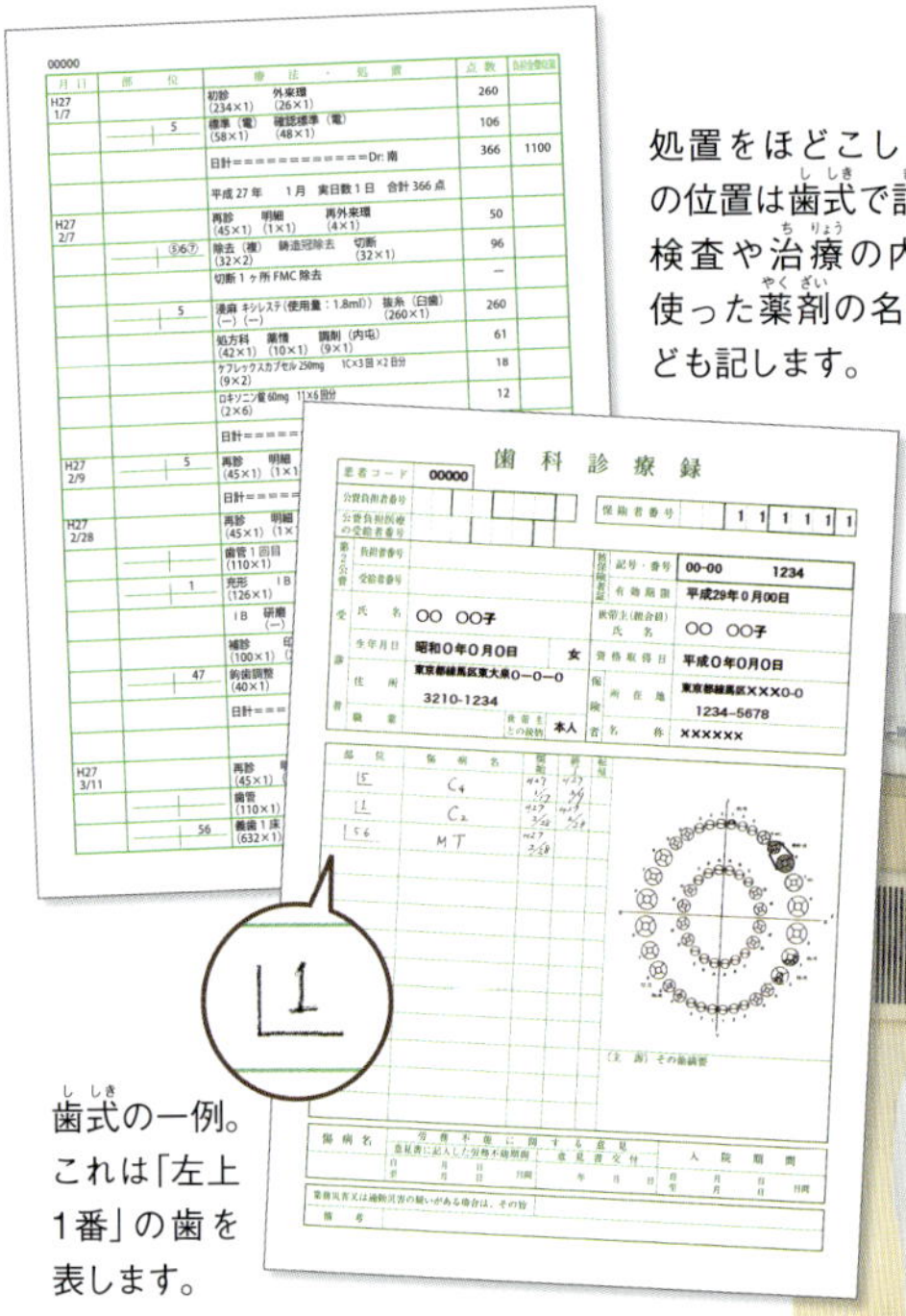
歯科診療録
患者コード 00000
保険者番号 1 1 1 1 1 1
記号・番号 00-00 1234
有効期限 平成29年0月00日
氏名 〇〇 〇〇子
生年月日 昭和0年0月0日 女
住所 東京都練馬区東大泉0−0−0
3210-1234
本人
被保険者氏名 〇〇 〇〇子
資格取得 平成0年0月0日
所在地 東京都練馬区×××0-0
1234-5678
名称 ××××××

処置をほどこした歯の位置は歯式《しき》で記載《きさい》。検査や治療《ちりょう》の内容、使った薬剤《やくざい》の名前なども記します。

歯式《しき》の一例。これは「左上1番」の歯を表します。

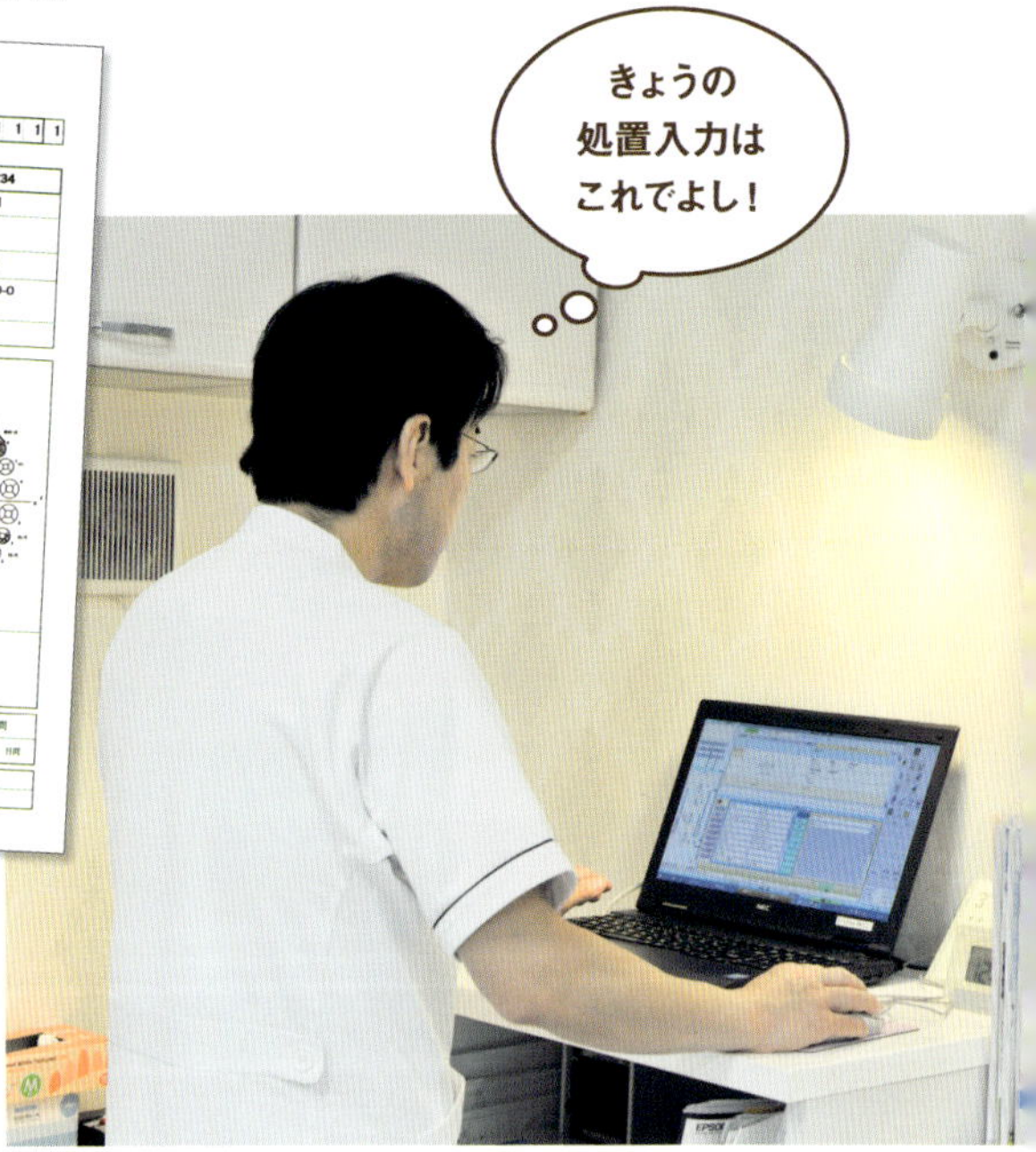

専用のソフトを使い、必要事項をパソコンで入力。データとして保存するとともに、紙のカルテにも印刷します。

すべての診療《しんりょう》内容をカルテに記載《きさい》して、保管します

歯科医師には、診療《しんりょう》を行ったら必ずカルテを作成し、診療後《しんりょうご》5年間保管する義務があります。カルテには、患者《かんじゃ》さんの住所、氏名、性別、年齢《ねんれい》、病名やおもな症状《しょうじょう》、治療《ちりょう》方法、診療《しんりょう》した年月日を記載《きさい》します。

カルテは診療《しんりょう》したらそのつど記載《きさい》するのが基本です。用紙に直接手書きするか、パソコンで入力して用紙を印刷し、患者《かんじゃ》さんごとにファイルにまとめて保管します。

歯科のカルテでは、歯の位置を、「歯式《しき》」という式を使って記録します。歯式《しき》では、歯の位置を示すために番号（乳歯はアルファベット）を使います。歯の番号は、日本では前から奥《おく》へ順に1番、2番……と数えていく方法が一般的《いっぱんてき》です。人間の永久歯は、右上、左上、右下、左下のそれぞれに1番から8番まであります。この番号に、上下左右を示す線を組み合わせ、上の例のように表します。

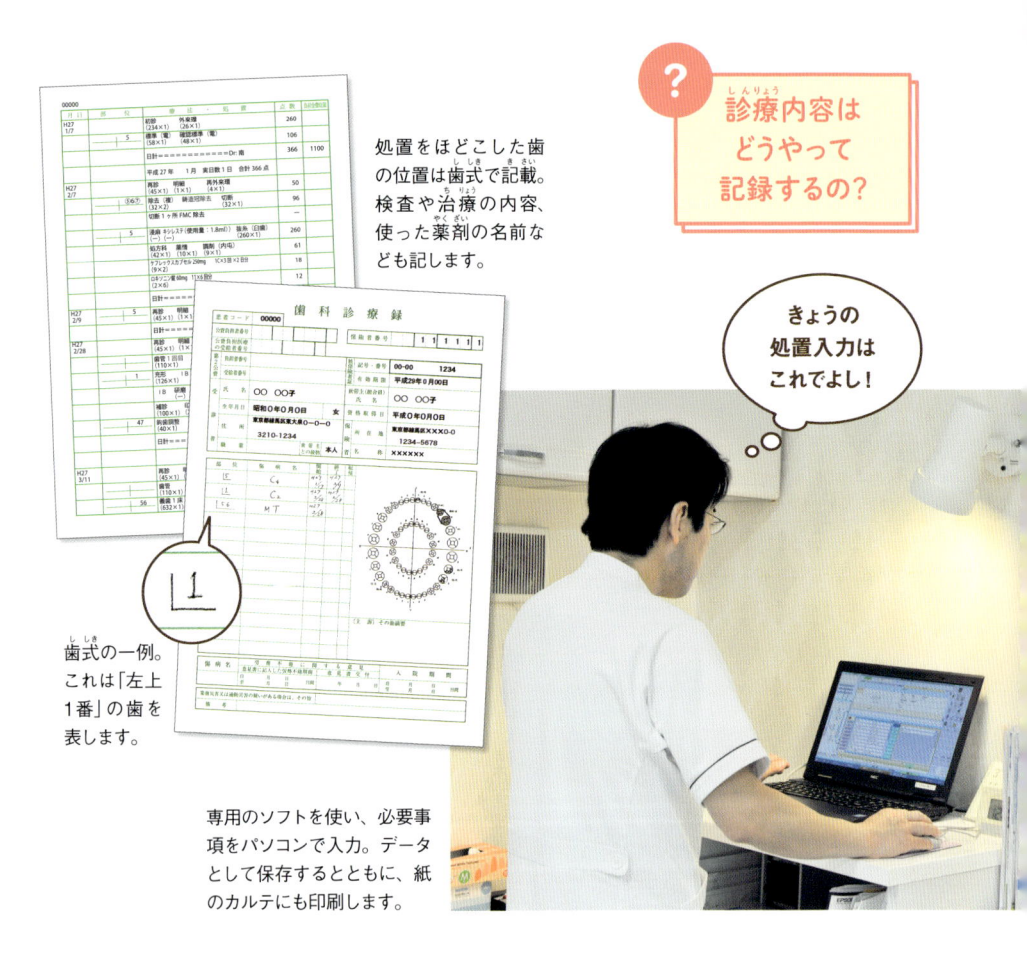

COLUMN

歯科医院の仕事を幅広《はばひろ》く支える歯科助手

受付や会計、電話応対などの事務に加え、器具をそろえたり、洗浄《せんじょう》・滅菌《めっきん》したりするのもだいじな仕事

歯科助手は、受付や会計、予約の確認《かくにん》をはじめ、診療《しんりょう》の準備やアシスタントなど、多くの業務を担当しています。歯科助手の仕事は特別な資格がなくてもできますが、歯科の専門用語や診療《しんりょう》内容についてある程度の知識が必要です。

歯科助手は歯科衛生士とちがい、患者《かんじゃ》さんの口の中に直接ふれる仕事ができないので、診療中《しんりょうちゅう》は歯科医師のそばについてバキュームを持ったり、器具を手わたしたり、セメントや印象材（21ページ）を練ったりする業務を担当します。使い終わった器具の洗浄《せんじょう》と滅菌《めっきん》も、安全で衛生的な治療《ちりょう》を行うための重要な仕事です。

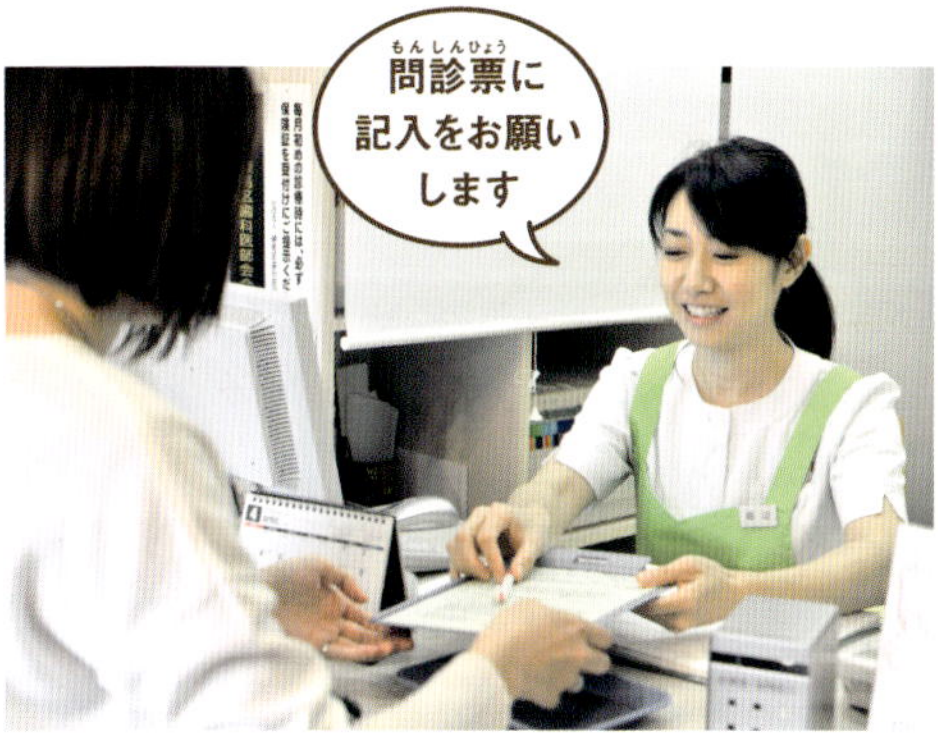

受付を担当する歯科助手は歯科医院の顔ともいえる仕事。明るくていねいに応対します。

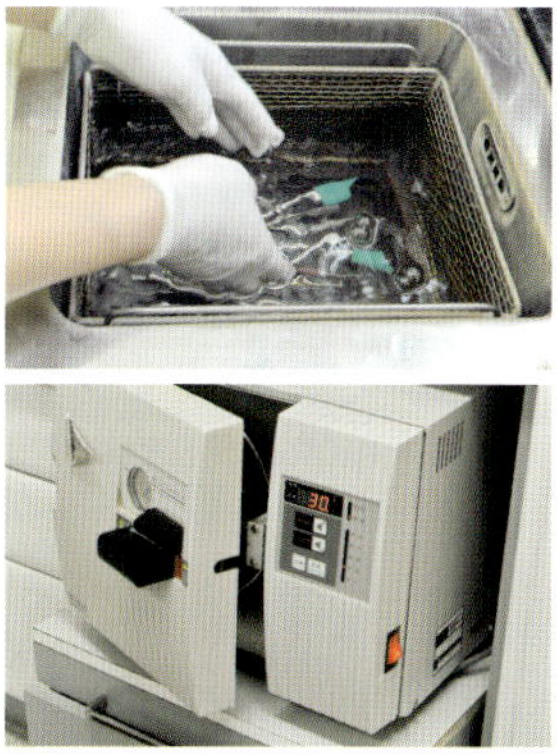

器具についた汚《よご》れをふきとり、流水で洗ったあと、薬液で超音波《ちょうおんぱ》洗浄《せんじょう》。さらに、高温の蒸気によって滅菌《めっきん》するオートクレーブという器械にかけます。高温にたえられないものは、薬液やガスを使って滅菌《めっきん》・消毒しますが、使い捨てのものも多用します。

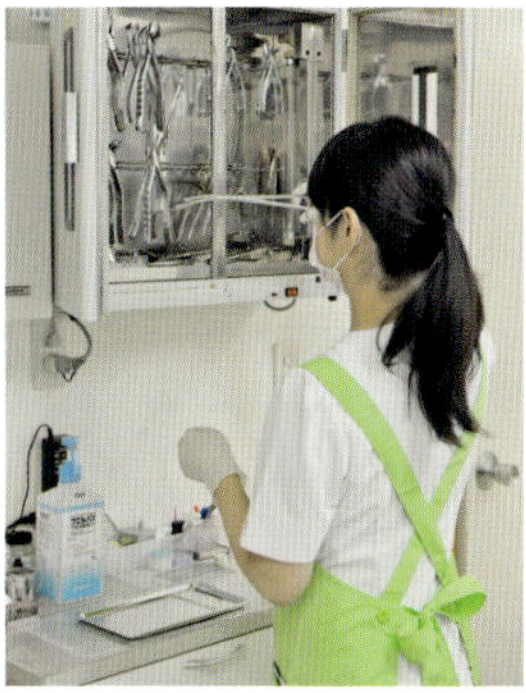

診療《しんりょう》に使う器具の衛生管理はとても大切。取《とり》扱《あつかい》には十分気をつけて、器具の清潔を保ちます。

ある日の仕事

インプラント治療《ちりょう》

インプラント治療《ちりょう》ってどんなことをするの？

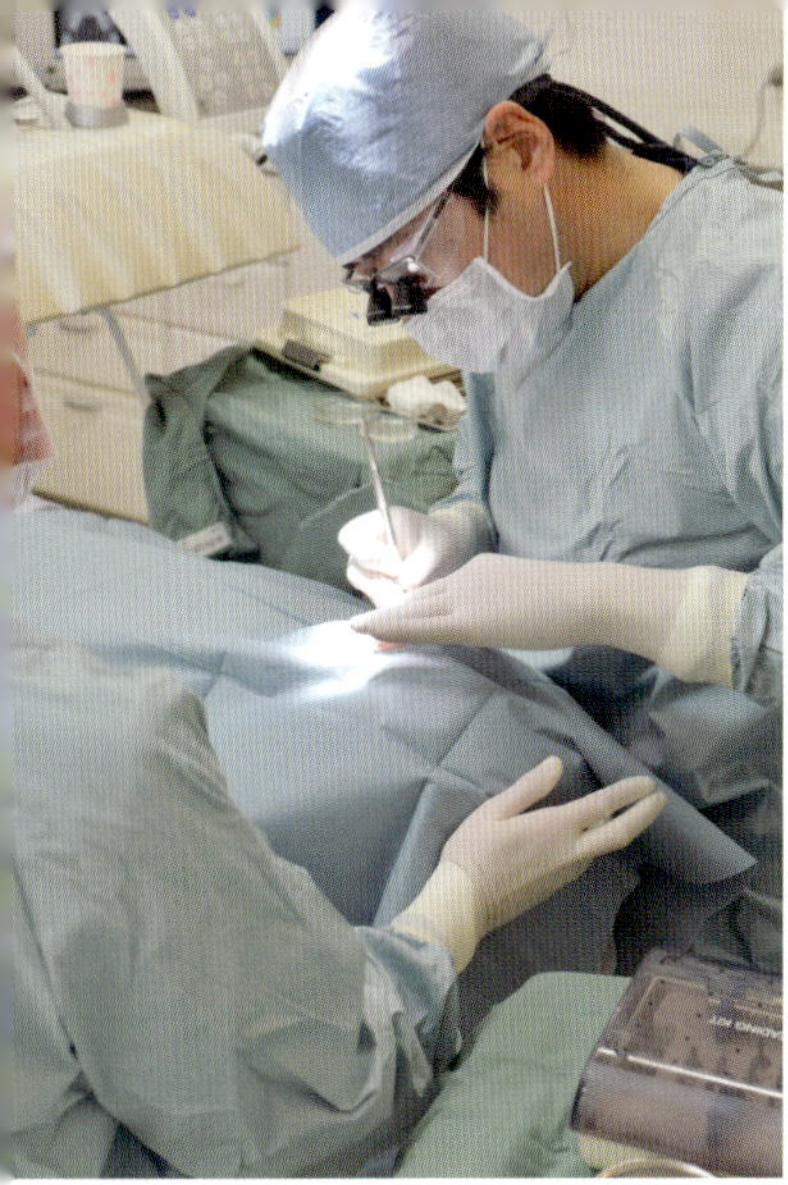

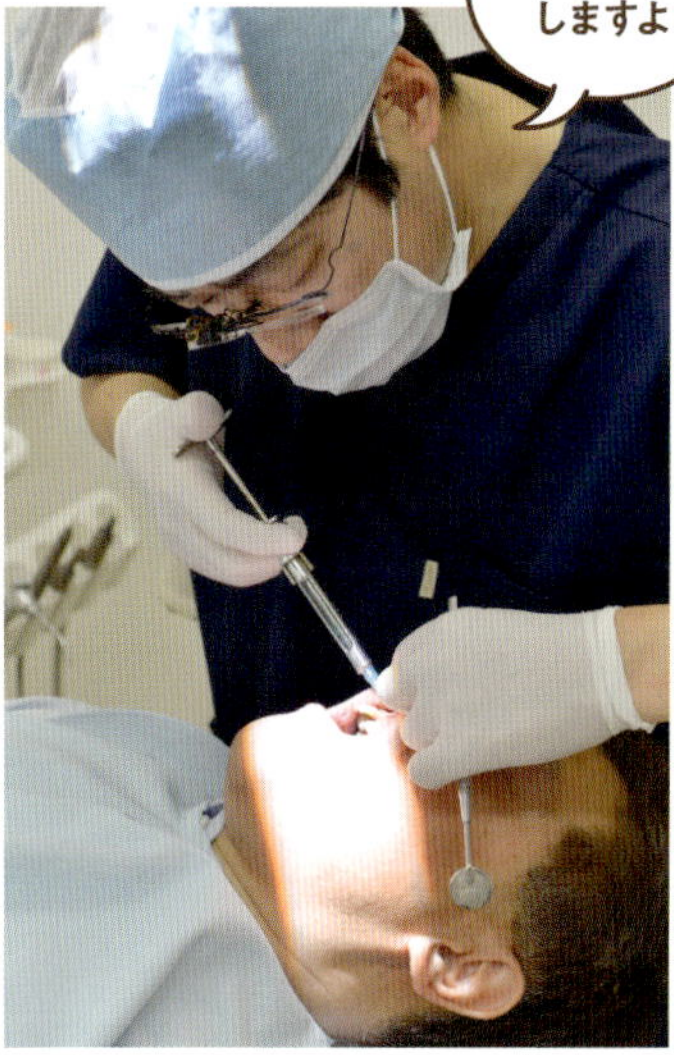

手術を始める前に、歯ぐきに麻酔薬《ますいやく》を注射して、痛みを感じないようにしておきます。麻酔《ますい》注射は通常の診察台《しんさつだい》で行います。

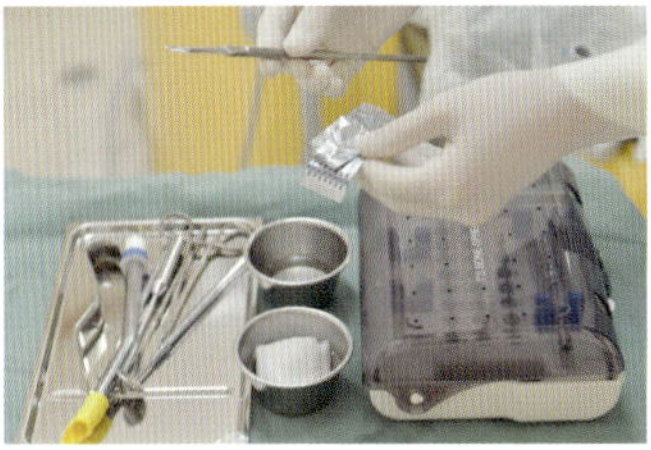

衛生的に管理された手術用の診察台《しんさつだい》に移動して、手術開始。歯ぐきにメスを入れて切り開き、インプラントをうめこむ部分の骨を出します。

あごの骨に金属の部品をうめこみ、人工の歯を装着する治療法《ちりょうほう》です

心臓《しんぞう》のペースメーカーや人工関節など、治《ち》療《りょう》のために体にうめこむ人工の部品をインプラントといいます。インプラント治療《ちりょう》とは、それらを用いた治療《ちりょう》のことです。歯科では、歯を失ったあごの骨に、歯の根のかわりになる金属の部品をうめこんで結合させ、そこに人工の歯をとりつける治療《ちりょう》が行われます。

インプラント治療《ちりょう》には外科的《げかてき》な手術が必要です。患者《かんじゃ》さんの口の中をくわしく検査し、インプラントをうめこむ位置や角度、深さを細かく計算して手術にのぞみます。

手術後は数か月から半年たって、インプラントがあごの骨と結合したら、人工の歯を作成し、装着。手術後も定期的なメンテナンスが欠かせません。

インプラント治療《ちりょう》は、インプラント本体をうめこむときに感染を起こさないことがとても重要なので、細心の注意をはらって行います。

歯を失ったときの治療法《ちりょうほう》

治療法《ちりょうほう》によって治療《ちりょう》期間の長さやかかる費用なども大きくちがうので、患者《かんじゃ》さんの希望も聞きながら、口の中の状態を判断して、治療法《ちりょうほう》を決定します。

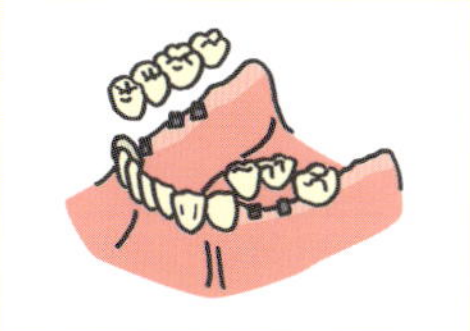

インプラント

歯がない部分のあごの骨に金属の部品をうめこみ、人工の歯を装着する。ほかの歯への負担がなく、自分の歯に近い感覚でかめる。手術が必要。

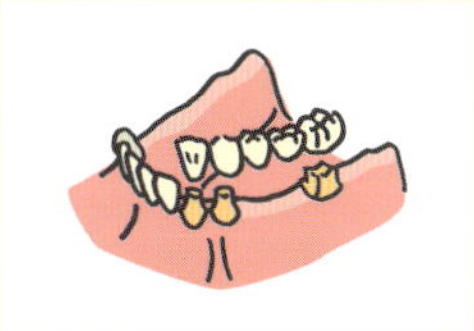

ブリッジ

前後の歯を土台とし、歯がない部分に橋をわたすようにして人工の歯を装着する。土台となる歯を大幅《おおはば》にけずる必要があるが、異物感は少ない。

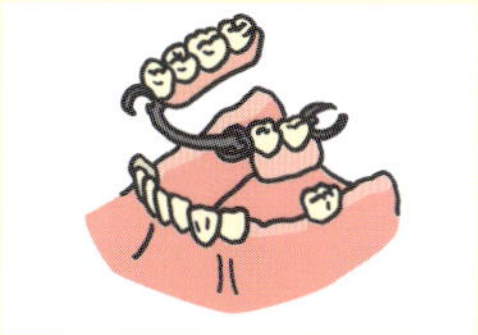

部分入れ歯

残っている歯にバネ(クラスプ)をかけて人工の歯と歯ぐきをとりつける。異物感はあるが、とりはずしが可能なため比較《ひかく》的《てき》メンテナンスがしやすい。

(イラストは日本歯科医師会ホームページ「テーマパーク8020」より引用・改変)

手術中は衛生管理を徹底《てってい》。助手が二人つき、第1助手が清潔に処理された領域を、第2助手がそれ以外の領域を担当します。手術に使用する診療《しんりょう》器具は基本的にすべて滅菌《めっきん》し、滅菌《めっきん》できない器具には、滅菌《めっきん》カバーをかけて使います。

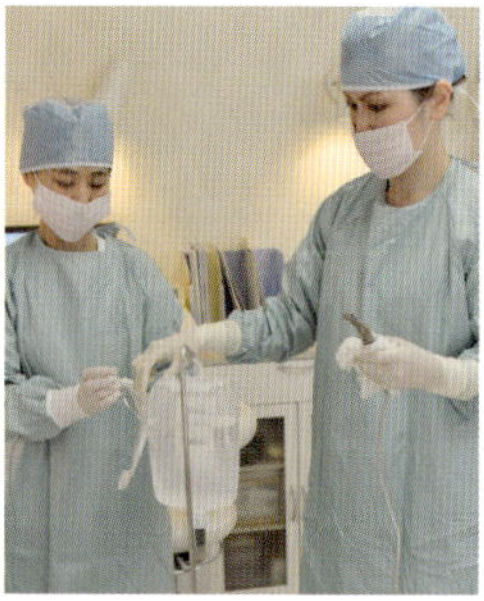

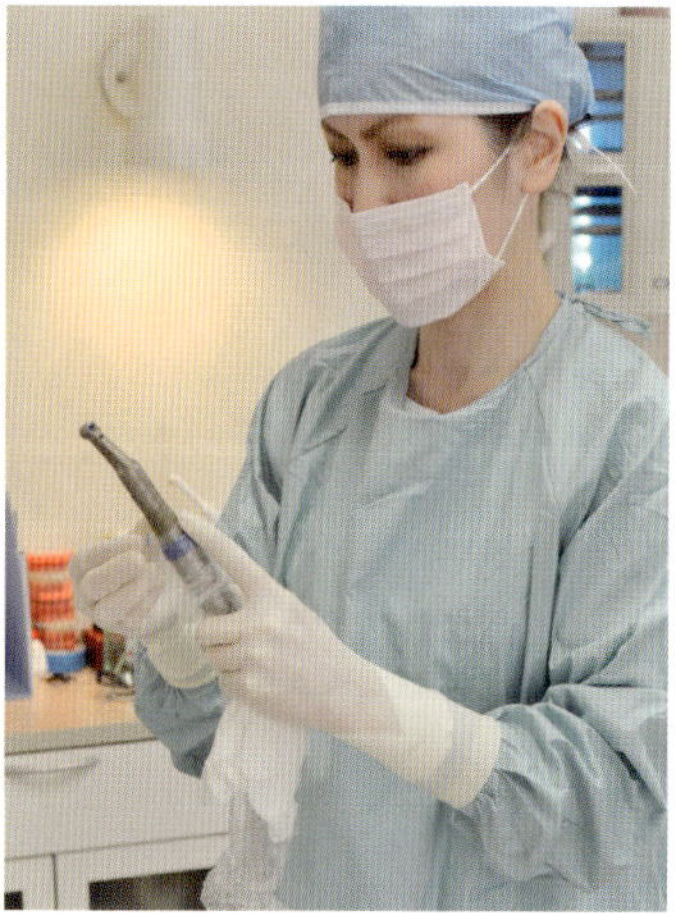

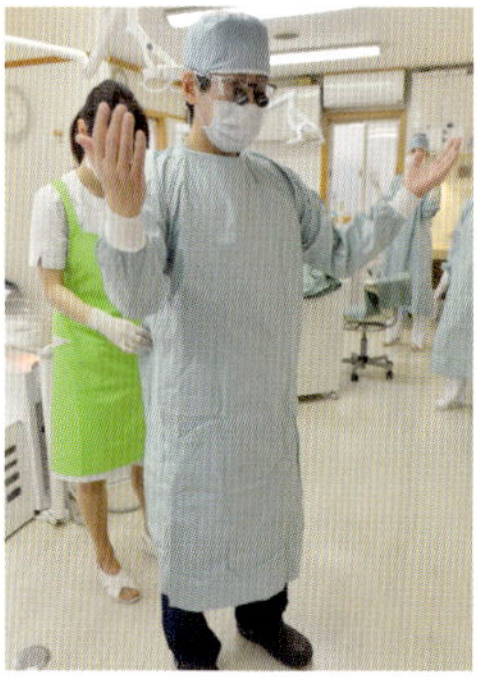

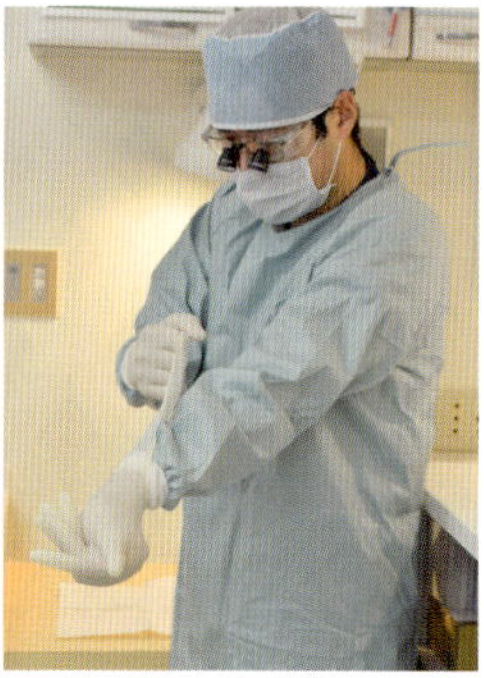

滅菌《めっきん》された外科用《げかよう》ガウンを着て、手術用の手袋《てぶくろ》をガウンのそで口にかぶせるように装着。歯科医師は患者《かんじゃ》さんの口の中に直接ふれるので、当然、清潔に処理された領域にしかふれてはいけません。

歯医者さんが手術をしていいの?

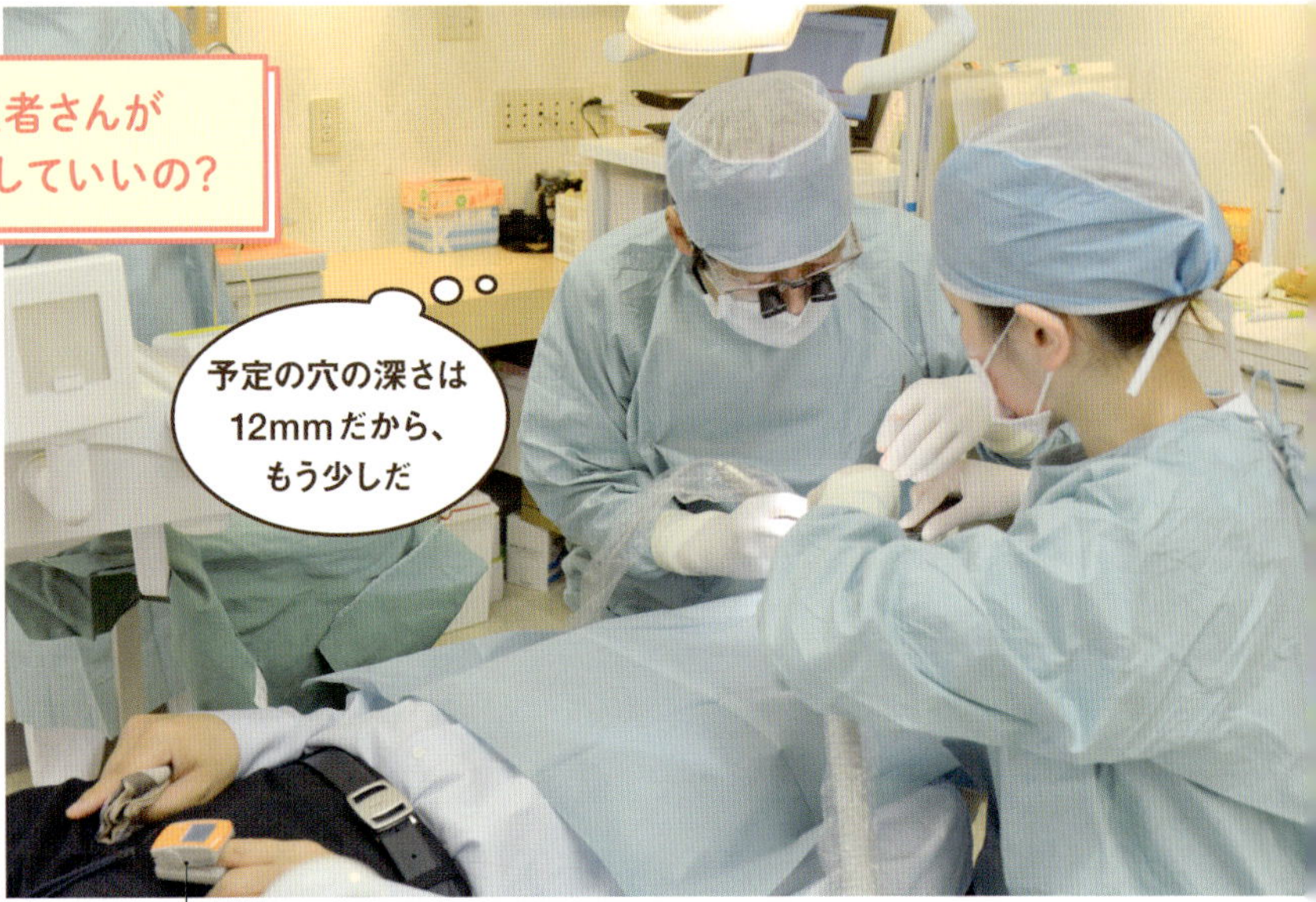
予定の穴の深さは
12mmだから、
もう少しだ
パルスオキシメーター

手術用のドリルであごの骨に穴をあけ、予定したとおりの位置にインプラントをうめこんでいきます。

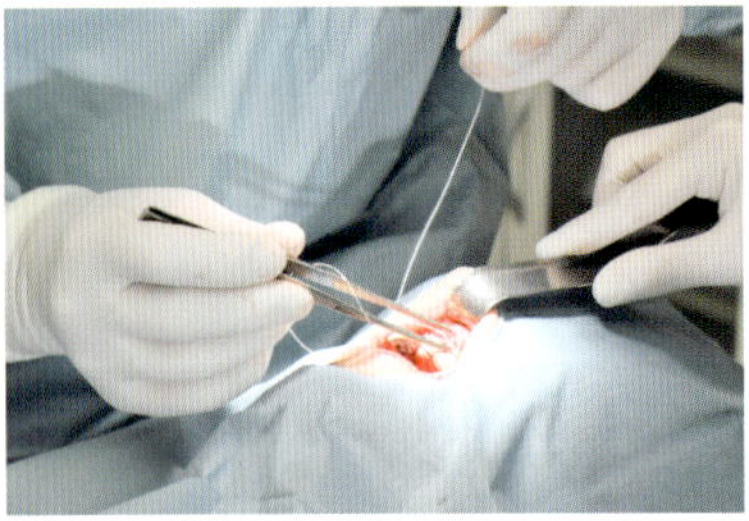

インプラントのうめこみが完了《かんりょう》したら、切り開いた歯ぐきをぬい合わせて修復します。

歯科の手術は歯科医師が担当。医師との連携《れんけい》が必要な場合も

歯科の手術には、歯や口の中の構造と機能についてのくわしい知識と、歯科治療《ちりょう》の高度な技術が求められます。そのため、歯科の手術は、医師ではなく、専門の研修を受けた歯科医師が担当するのです。

もちろん、インプラントをうめこむ手術も歯科医師が行います。歯科の手術とはいえ、体にメスを入れる手術ですから、全身状態の管理が必要です。手術中は、パルスオキシメーターという機械を患者《かんじゃ》さんの指先にはさんで、脈拍数《みゃくはくすう》と血液中の酸素量を計測。脈拍数《みゃくはくすう》は5分ごとに記録します。

手術を行う際には、事前に患部《かんぶ》のCT（※）を撮影《さつえい》するとともに、患者《かんじゃ》さんのかかりつけ医とも連携《れんけい》。現在かかっている病気や飲んでいる薬について正確な診療《しんりょう》情報を提供してもらい、手術やその後の治療《ちりょう》が安全に行えるかどうかをしっかりと確かめます。

※CT：Computed Tomography（コンピュータ断層撮影《さつえい》）

12:30

昼休み

?

昼休みは
ちゃんととれるの?

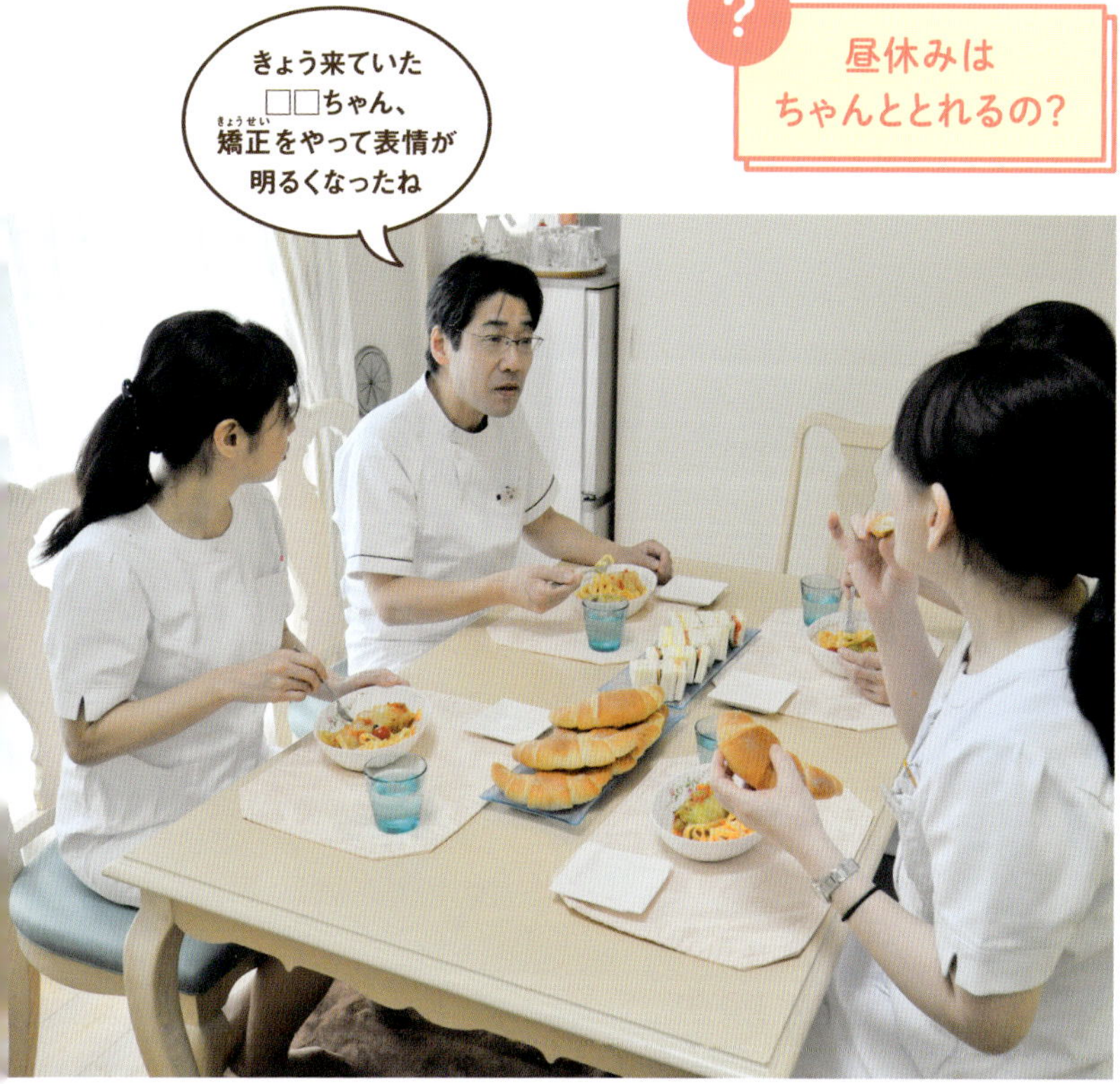
きょう来ていた
□□ちゃん、
矯正《きょうせい》をやって表情が
明るくなったね

昼食は歯科医院の2階にある自宅に帰って食べます。この日はランチミーティング。お昼の時間を有効に使い、診療中《しんりょうちゅう》に気づいたことなどを共有します。

午前の診療《しんりょう》後《ご》の休診《きゅうしん》時間に、昼食をとり、午後の準備もします

歯科医院では通常、午前と午後の診療《しんりょう》時間の間に、1~2時間の休診《きゅうしん》時間を設けています。会社などの昼休みより少し長めに設定されていることが多いのは、休診《きゅうしん》時間に午後の診療《しんりょう》の準備も行うためです。

もちろん、休憩《きゅうけい》もきちんととります。歯科医師の仕事は、口の中や歯の内部という細かい部分を診療《しんりょう》するため、集中力が求められるもの。体と心をしっかりと休めて、リフレッシュする必要があります。

昼食を終えてひと休みしたら、午後の診療《しんりょう》の準備です。予約が入っている患者《かんじゃ》さんのカルテを再度確認《かくにん》し、診療《しんりょう》に使う器具の準備を整えます。この日は午後から訪問診療《しんりょう》の予定が入っているので、訪問先の患者《かんじゃ》さんの情報をカルテで確認《かくにん》。スタッフには、院内の片づけと、訪問診療《しんりょう》に持って行く器具や機械の準備を指示します。

14:00

訪問診療《しんりょう》

診療《しんりょう》器具はどうやって持って行くの？

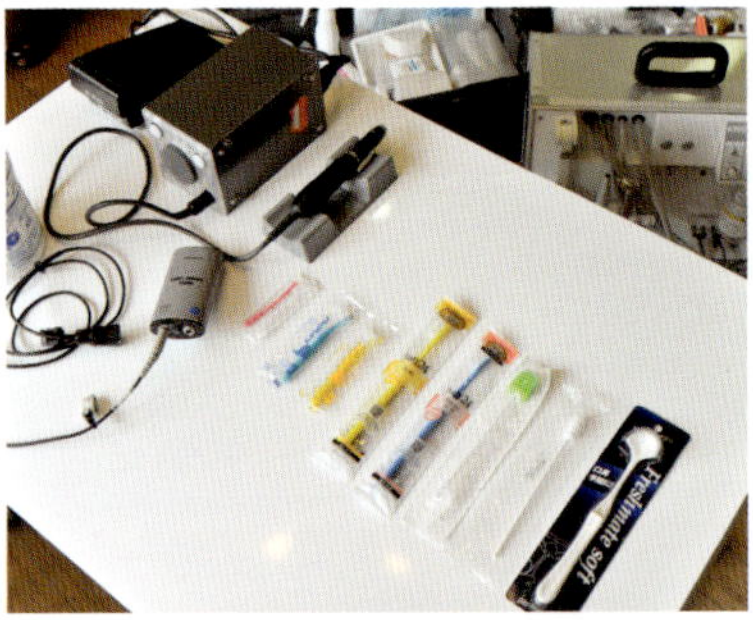

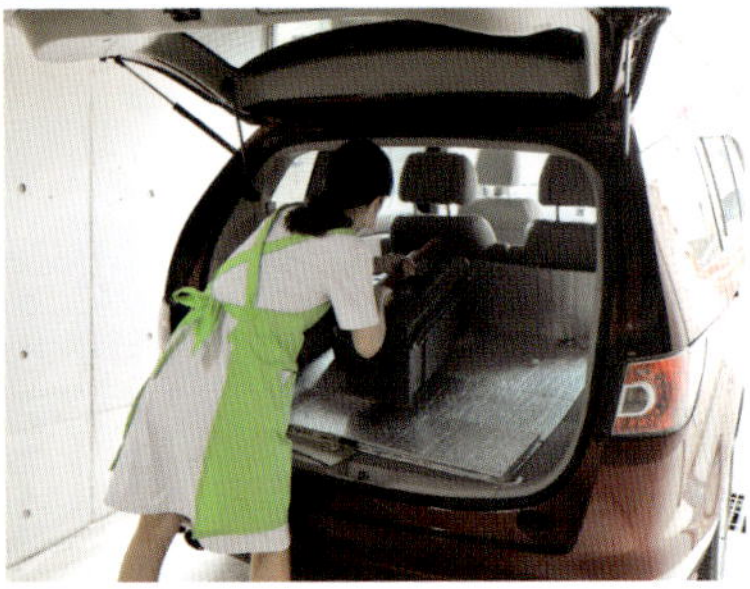

口腔《こうくう》のケアに使う歯ブラシやポータブルユニットなど、診療《しんりょう》に必要な機械や器具一式は、車に積みこんで運搬《うんぱん》。

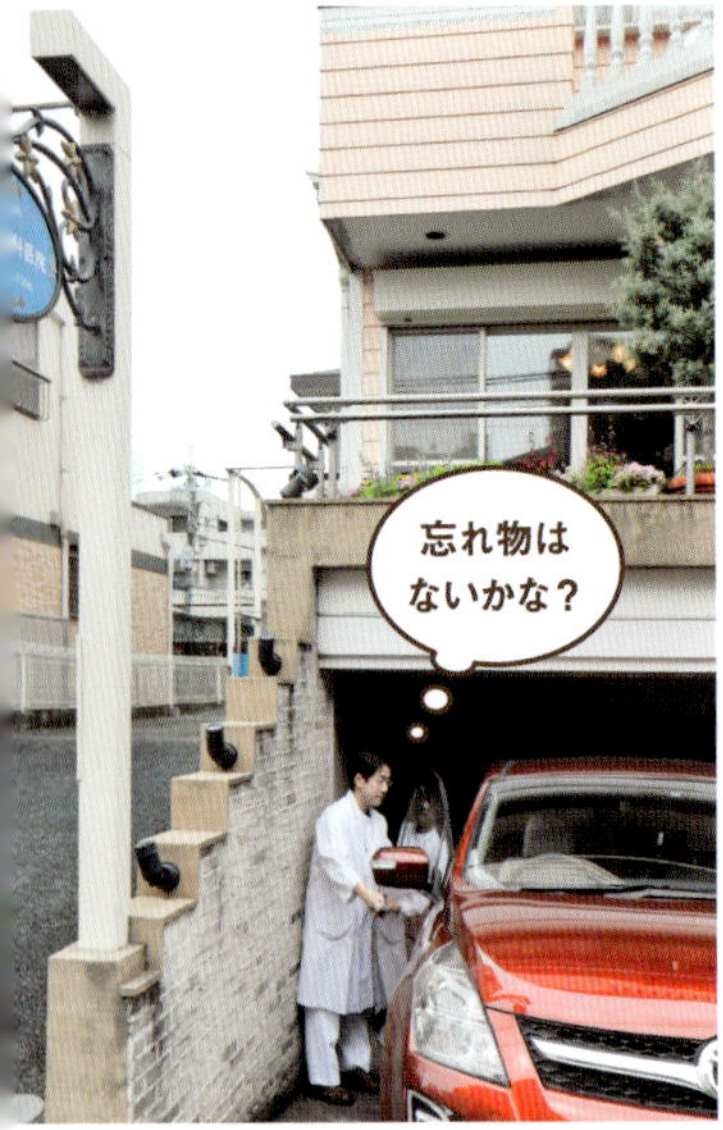

自分で車を運転し、歯科衛生士や歯科助手たちといっしょに訪問先の家や施設《しせつ》に向かいます。

持ち運びできる訪問診療《しんりょう》専用の機械などを車に積んで行きます

歯科医師の中には、病院や歯科医院の中での診療《しんりょう》に加えて、患者《かんじゃ》さんのもとを訪《たず》ねて診療《しんりょう》する訪問診療《しんりょう》も行う人が増えています。

訪問先の一般《いっぱん》家庭や介護施設《かいごしせつ》には診療《しんりょう》器具がないため、エアタービンやバキュームなどがついたポータブルユニット（持ち運びできる診察《しんさつ》ユニット）や、入れ歯の調整・修理ができる専用の機械を持ちこんで使います。機械を使用するための電源や水は、必要に応じて訪問先で提供してもらいます。

ミラーや探針《たんしん》などの小さな器具は、滅菌《めっきん》したものを何セットも持参し、患者《かんじゃ》さんごとに新しいものに交換《こうかん》して使用。訪問先では滅菌《めっきん》処理をすることができないため、予備もふくめて多めに用意しておきます。治療《ちりょう》に必要な薬品、歯みがき指導や口腔《こうくう》のケア（口の中の手入れ）に使う歯ブラシ、手袋《てぶくろ》などの消耗品《しょうもうひん》もケースにつめて持って行きます。

患者《かんじゃ》さんの自宅で

?
訪問診療《しんりょう》はどんな人でも利用できるの？

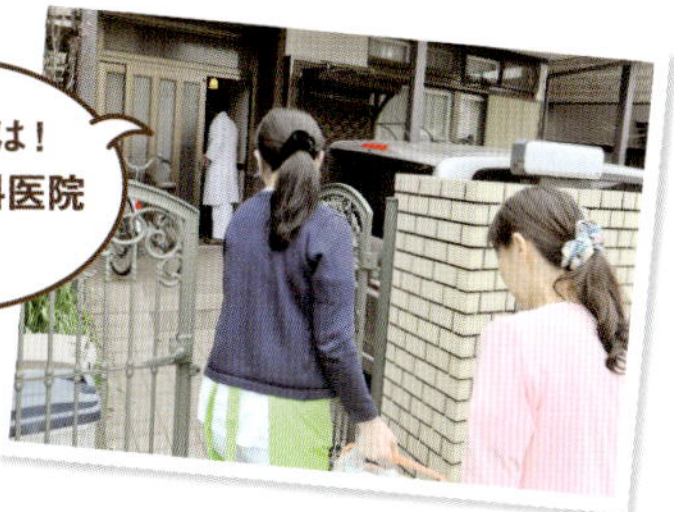

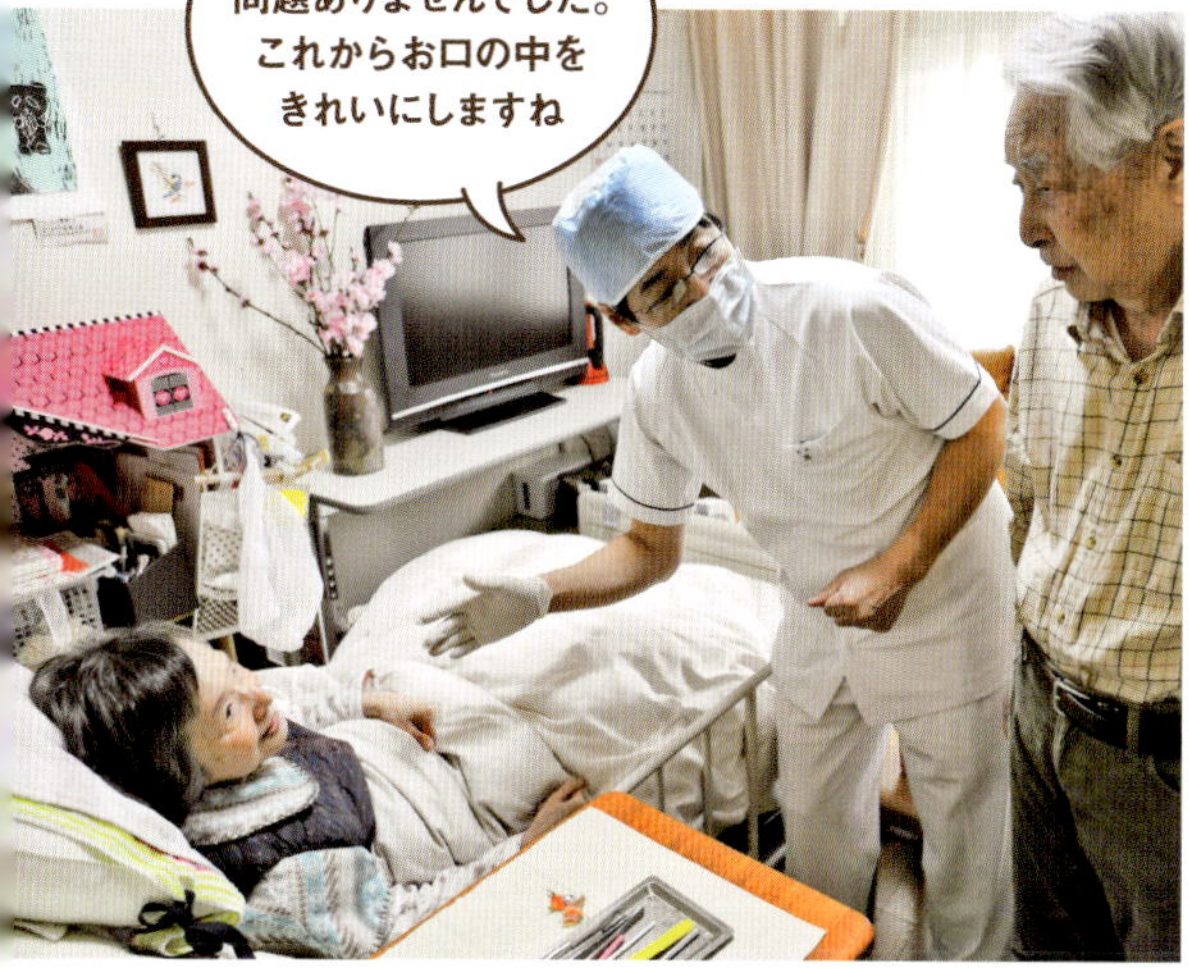
入れ歯の状態は問題ありませんでした。これからお口の中をきれいにしますね

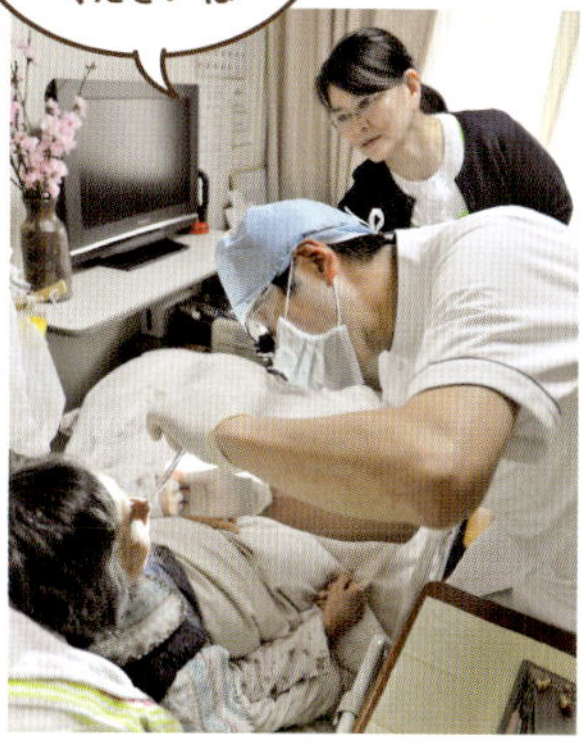
○○さん、お口の中を見せてくださいね

患者《かんじゃ》さんは、自宅のベッドの上に寝《ね》たままの状態でも診療《しんりょう》を受けることができます。診療後《しんりょうご》は、家族に口の中の状態を説明したり、口腔《こうくう》のケアのポイントを指導したりします。

病気や障がいのために、通院が困難な患者《かんじゃ》さんが対象

介護《かいご》の必要な高齢者《こうれいしゃ》など、歯科診療《しんりょう》を受けたくても通院できない人はたくさんいます。病気や障がいのある人ほど、歯や口のセルフケアが十分にできず、治療《ちりょう》が必要な状態になりやすいのです。訪問診療《しんりょう》では、こうした通院が困難な患者《かんじゃ》さんのもとを訪《おとず》れます。

もともと歯科医院に通っていたけれど、健康上の問題で通院できなくなってしまった患者《かんじゃ》さんを引き続き診療《しんりょう》するケースのほかに、「食べられなくなって困っている」「歯が抜《ぬ》けてしまった」「入れ歯が合わなくて痛む」など、歯科に関する悩《なや》みをかかえる患者《かんじゃ》さんから、ケアマネジャー（介護支援専門員《かいごしえんせんもんいん》）を通して依頼《いらい》を受けることもあります。

訪問診療《しんりょう》では、歯科医師が患者《かんじゃ》さんの介護《かいご》の状況《じょうきょう》なども理解したうえで、適切な治療《ちりょう》や環境《かんきょう》に適したケアを提案することができます。

? 歯科医院の外での診療《しんりょう》はやりづらくないの？

介護《かいご》施設《しせつ》で

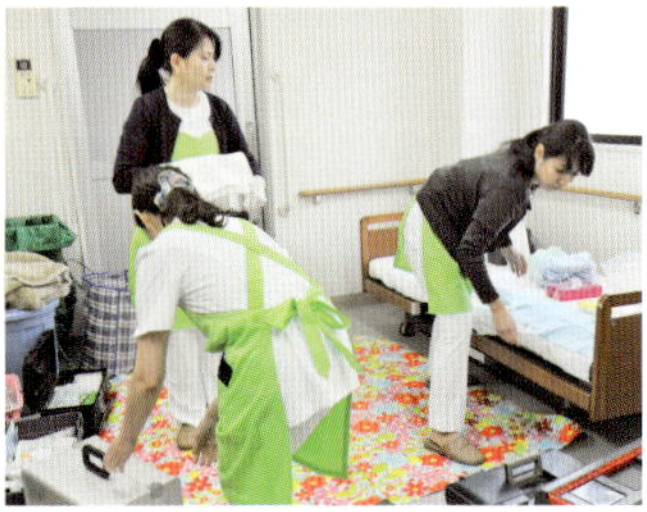

機材をセッティングすれば、施設《しせつ》の一室が診療《しんりょう》スペースに早がわり。

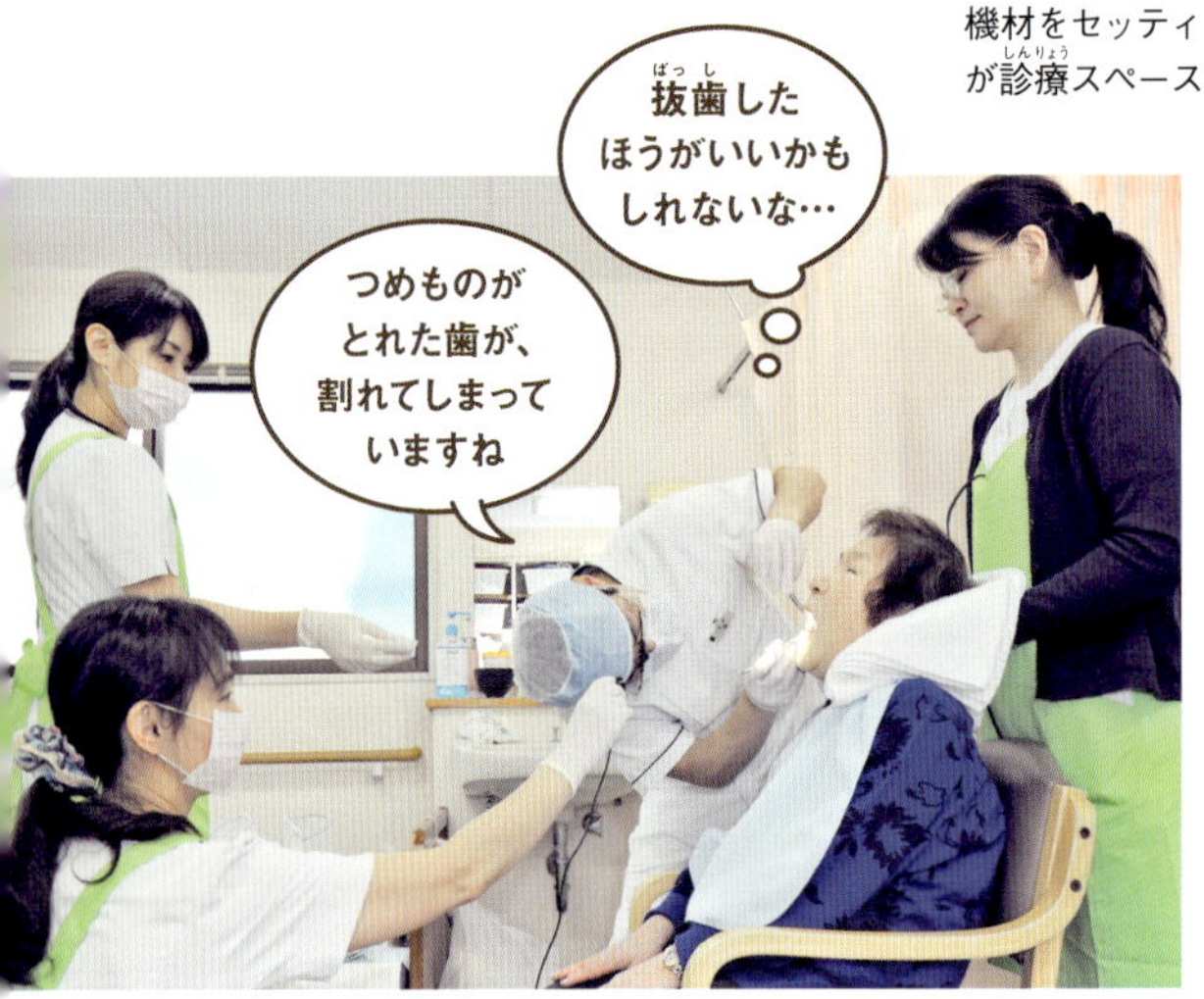

抜歯《ばっし》したほうがいいかもしれないな…
つめものがとれた歯が、割れてしまっていますね

患者《かんじゃ》さんにいすに座ってもらい、歯科助手が口の中をライトで照らして見やすくします。

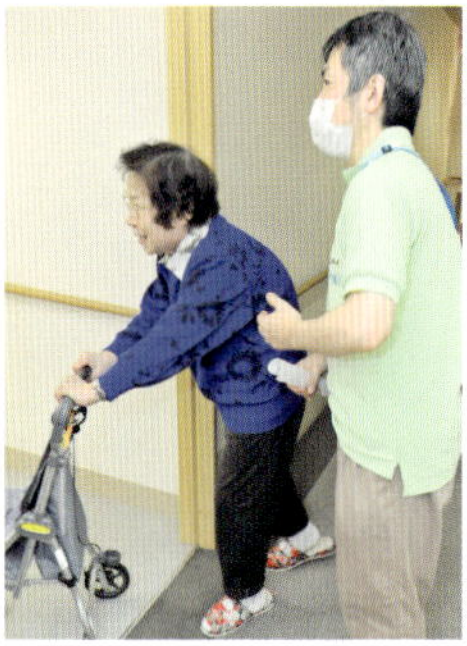

診療《しんりょう》スペースまでは、施設《しせつ》の介護《かいご》スタッフが誘導《ゆうどう》します。

歯科医院の中と環境《かんきょう》がちがうため、くふうして診療《しんりょう》しています

訪問診療《しんりょう》には多くの場合、歯科医師と歯科衛生士、場合によっては歯科助手も加わったチームで出向き、歯科医院の中での診《しん》療《りょう》と同じく、役割を分担して仕事をします。

まずは持ちこんだ診療《しんりょう》器具をセッティング。施設《しせつ》の場合は、空いている場所を借りて、診療《しんりょう》スペースをつくります。訪問先では、ふつうのいすやベッドで診療《しんりょう》するため、診察《しんさつ》ユニットのように角度や高さを調節することはできませんが、歯科助手がライトで患《かん》者《じゃ》さんの口の中を照らしたり、頭部を支えたりしてサポートします。

専用の機材がそろっていれば、訪問診療《しんりょう》でも、入れ歯の修理や作成、むし歯や歯周病の治療《ちりょう》、抜歯《ばっし》、レントゲン検査などが可能です。こうして通院できない患者《かんじゃ》さんに必要な歯科医療《いりょう》を提供することも、歯科医師の大切な役目です。

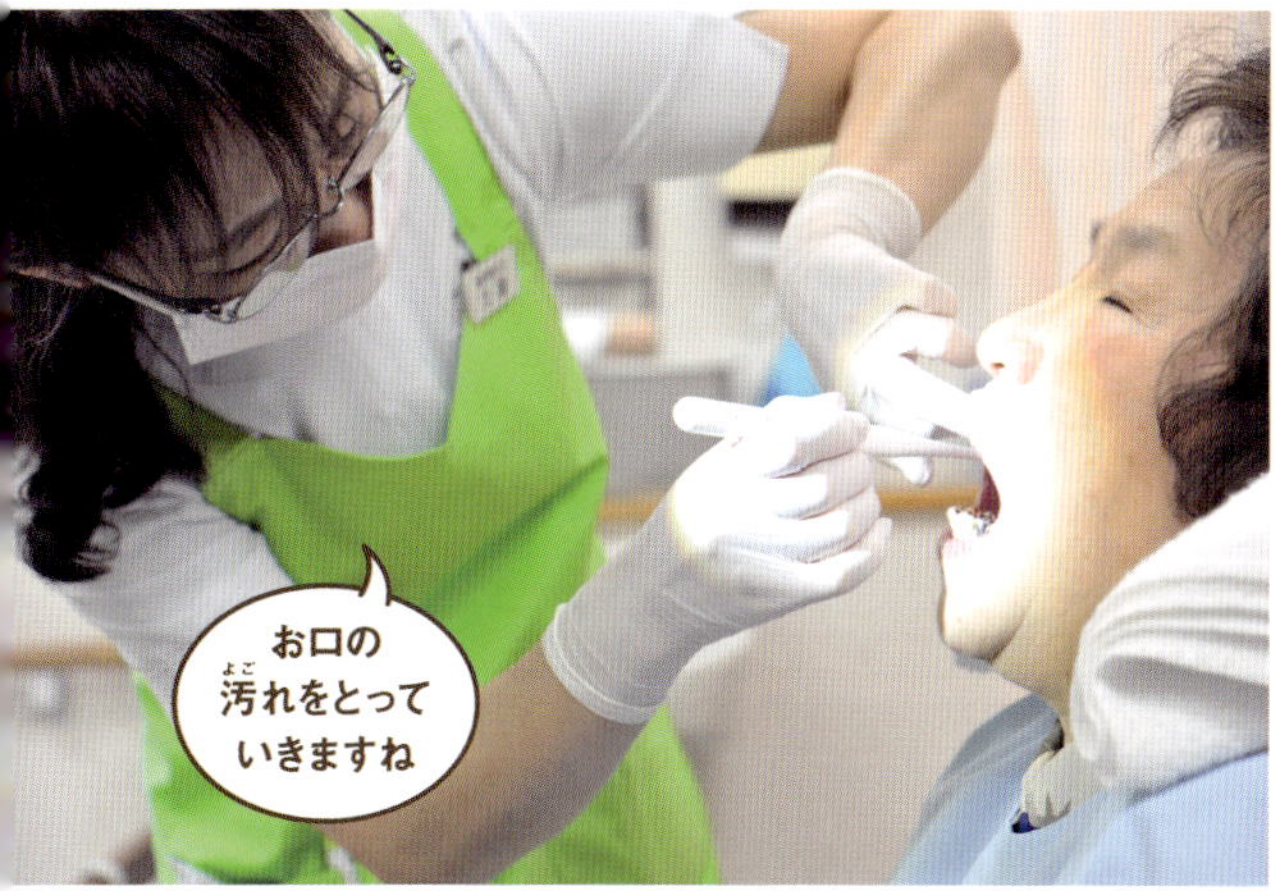

口腔《こうくう》のケアはなぜ必要なの?

歯科衛生士による口腔《こうくう》のケア。歯みがきや入れ歯の手入れについて指導したり、介護《かいご》スタッフに口腔《こうくう》のケアのやり方を教えたりもします。

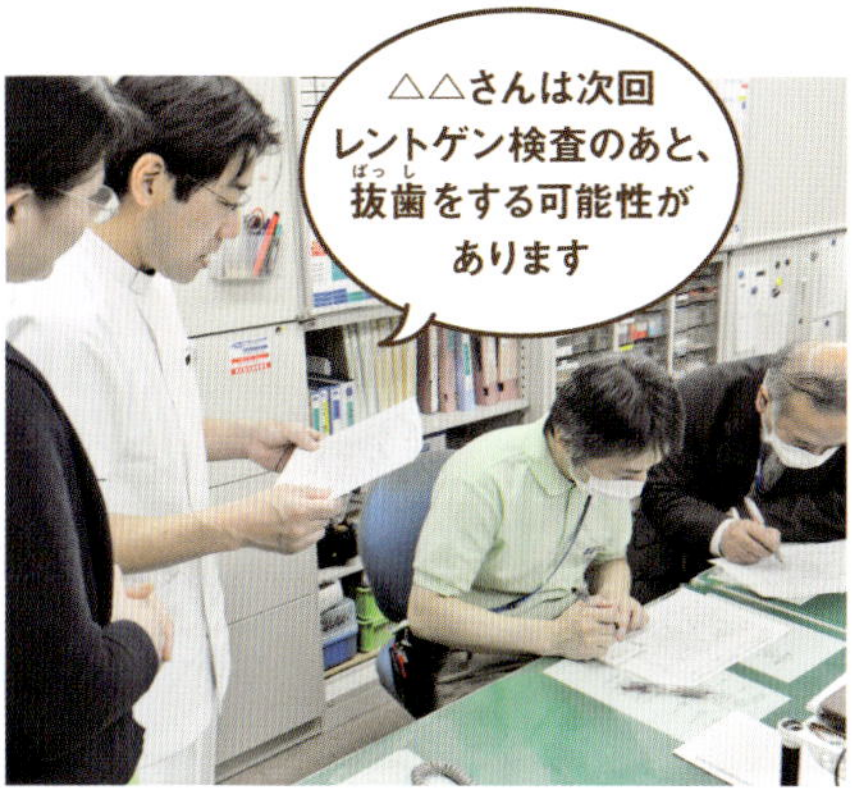
△△さんは次回
レントゲン検査のあと、
抜歯《ばっし》をする可能性が
あります

診療後《しんりょうご》は施設《しせつ》の職員に診療《しんりょう》内容を報告。介護《かいご》スタッフが気づいたことなども伝えてもらいます。

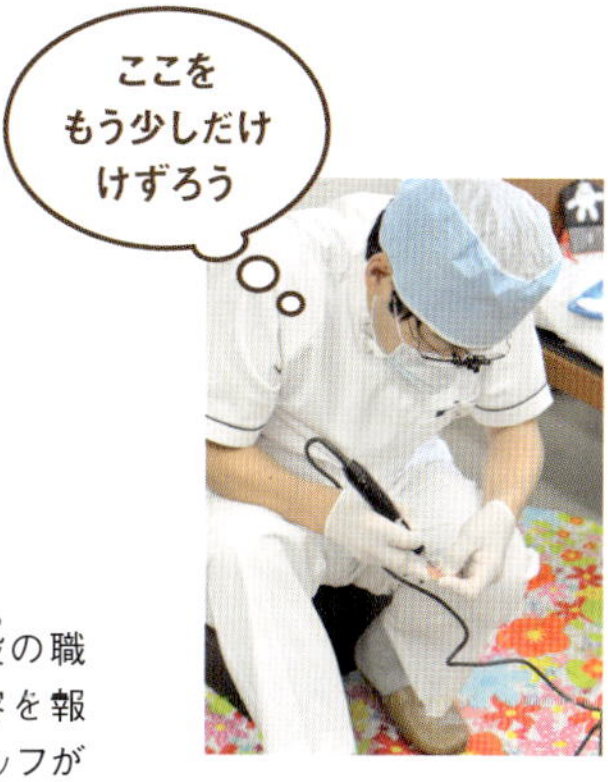

入れ歯の不具合は機械を使って調整。

歯の健康を守るだけでなく、病気を予防するためにも大切

口腔《こうくう》のケアとは、口のあらゆる働き（食べる、かむ、飲みこむ、唾液《だえき》を出すなど）が健全に果たせるように、口の中の手入れをすることです。歯や歯ぐき、入れ歯をきれいに保つこと、入れ歯の状態を整えることも口腔《こうくう》のケアにあたります。訪問診療《しんりょう》では、口腔《こうくう》のケアを行うことで、むし歯や歯周病を予防するとともに、口の中をすっきりさせ、食事をおいしく食べられるようにすることで、患者《かんじゃ》さんの生活の質の向上に努めています。

また、口腔《こうくう》のケアは、誤嚥性肺炎《ごえんせいはいえん》という病気を防ぐためにも重要です。誤嚥性肺炎《ごえんせいはいえん》は、飲みこみがうまくいかないために、細菌《さいきん》が気管から肺《はい》に流れこんで生じる肺炎《はいえん》で、体力が低下している高齢者《こうれいしゃ》は特にかかりやすく、死亡することもある病気です。口腔《こうくう》のケアによって口の中の細菌《さいきん》を減らせば、誤嚥性肺炎《ごえんせいはいえん》にかかるリスクを下げることができます。

ある日の仕事

小学校の歯科健診《けんしん》

どうして学校で歯科健診《けんしん》をするの？

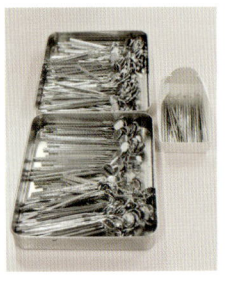

滅菌《めっきん》済みのミラーは、受診《じゅしん》する子どもの人数分用意されていて、一人ずつ新しいものを使います。

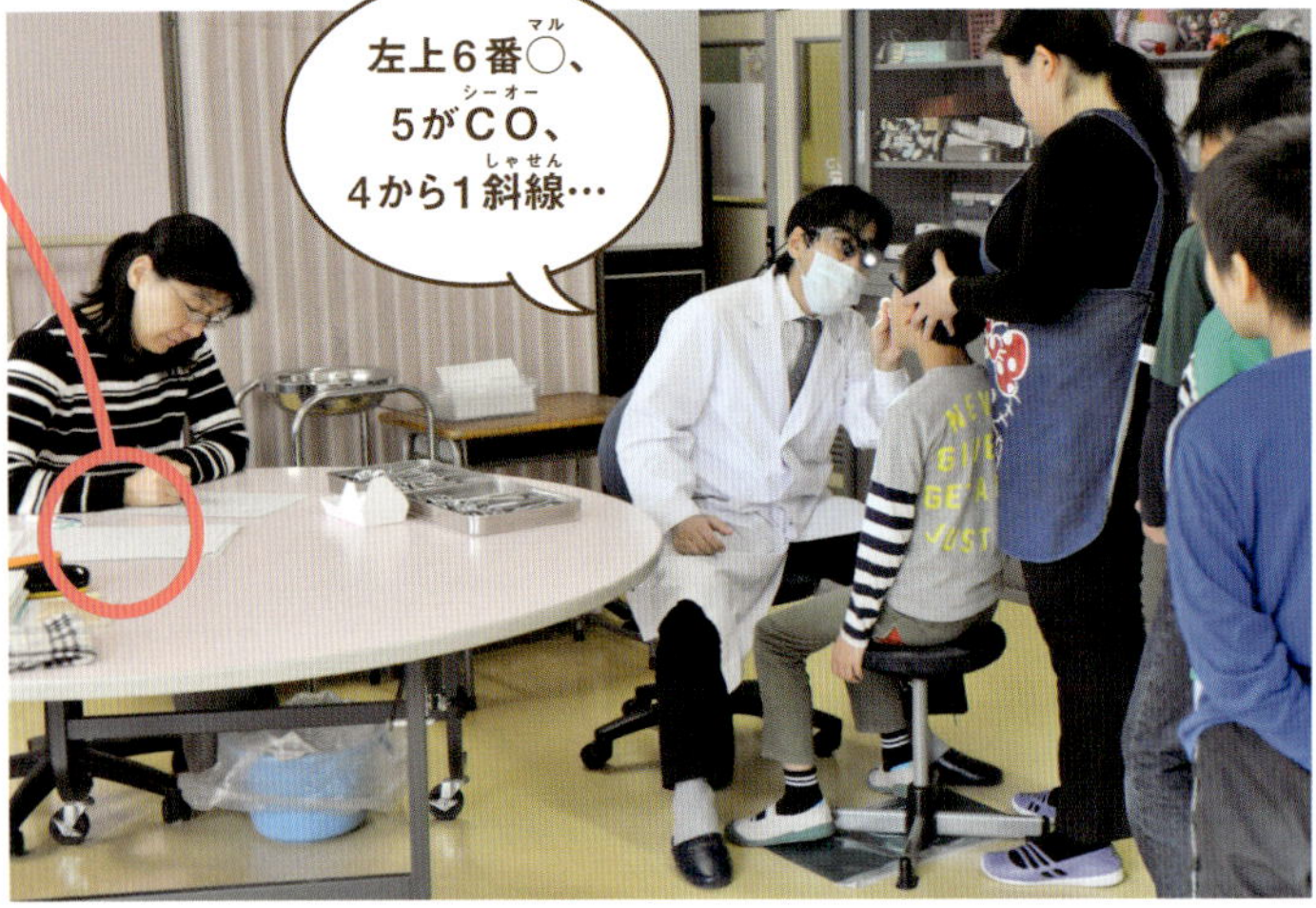

保健室で一人ずつ順番に診察《しんさつ》を受けます。養護教諭《きょうゆ》が診察《しんさつ》の介助《かいじょ》をし、歯科医師が読み上げる診察《しんさつ》結果を記録者が健康診断票《しんだんひょう》に記載《きさい》。クラス担任が立ち合うこともあります。

自分の歯や口の状態を知り、健康づくりへの関心を高めるため

大学以外の国立・公立・私立のすべての学校には、学校歯科医がいます。学校歯科医は、教育委員会などに任命された歯科医師が務め、歯科健診《けんしん》や歯科保健指導など、必要なときに学校を訪《おとず》れて仕事をします。

学校では、毎年6月30日までに必ず歯科定期健診《けんしん》が行われますが、その目的は、精密に検査して病気の診断《しんだん》を下すことではありません。歯と口の状態によって、「健康」「要観察」「要治療《ようちりょう》・要精密検査」の3段階にふるい分けることで、子どもたちが自分の健康状態を知り、自己管理や健康づくりに関心をもてるようにすることがねらいです。

健診《けんしん》の結果は養護教諭《きょうゆ》などが分析《ぶんせき》し、「去年と比べてむし歯が増えているから、今年の歯と口の健康週間は、学校歯科医にも協力してもらって歯科保健指導に力を入れよう」など、学校での保健教育に役立てています。

健診《けんしん》では何をチェックしているの？

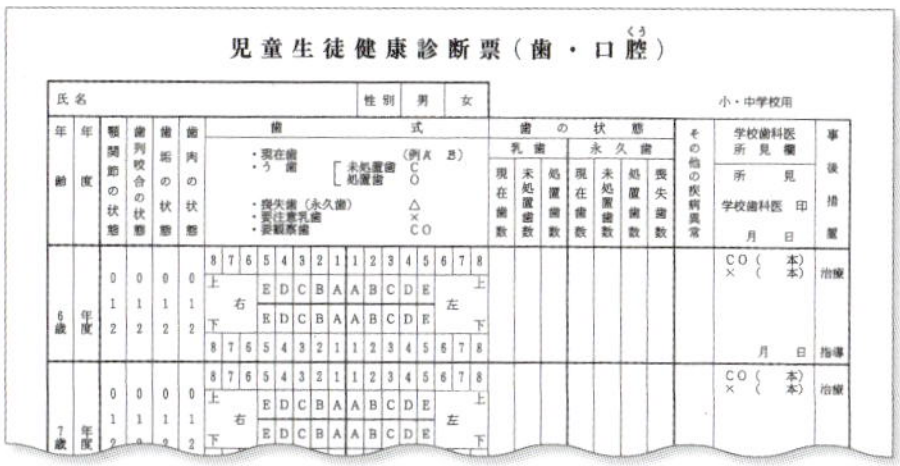
児童生徒健康診断票（歯・口腔《くう》）

氏名　性別　男　女　小・中学校用

年齢　年度　顎関節の状態　歯列咬合の状態　歯垢の状態　歯肉の状態

歯式：・現在歯　・う歯［未処置歯 C　処置歯 ○］（例 A B）　・喪失歯（永久歯）△　・要注意乳歯 ×　・要観察歯 CO

歯の状態：乳歯（現在歯数　未処置歯数　処置歯数）　永久歯（現在歯数　未処置歯数　処置歯数　喪失歯数）

その他の疾病異常　学校歯科医所見欄（所見　学校歯科医 印　月 日）　事後措置

6歳　年度　0 1 2　0 1 2　0 1 2　0 1 2

8 7 6 5 4 3 2 1 1 2 3 4 5 6 7 8

上　右　E D C B A A B C D E　左　上

下　E D C B A A B C D E　下

8 7 6 5 4 3 2 1 1 2 3 4 5 6 7 8

CO（　本）　×（　本）　治療　月　日　指導

7歳　年度　0 1 2　0 1 2　0 1 2　0 1 2

8 7 6 5 4 3 2 1 1 2 3 4 5 6 7 8

上　右　E D C B A A B C D E　左　上

下　E D C B A A B C D E　下

CO（　本）　×（　本）　治療

健康診断票《しんだんひょう》には歯の位置を示す歯式《しき》（26ページ）が印刷されていて、それぞれの歯の状態を、記号で書き入れます。

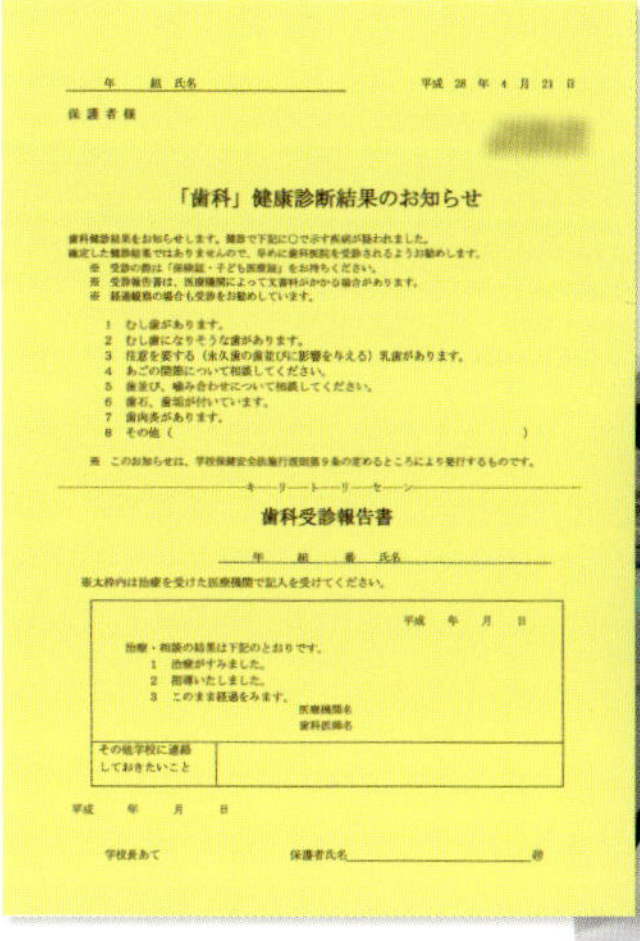
年　組　氏名　平成 28 年 4 月 21 日

保護者様

「歯科」健康診断結果のお知らせ

歯科健診結果をお知らせします。健診で下記に○で示す疾病が疑われました。
確定した健診結果ではありませんので、早めに歯科医院を受診されるようお勧めします。
※ 受診の際は「保険証・子ども医療証」をお持ちください。
※ 受診報告書は、医療機関によって文書料がかかる場合があります。
※ 経過観察の場合も受診をお勧めしています。

1 むし歯があります。
2 むし歯になりそうな歯があります。
3 注意を要する（永久歯の歯並びに影響を与える）乳歯があります。
4 あごの関節について相談してください。
5 歯並び、噛み合わせについて相談してください。
6 歯石、歯垢が付いています。
7 歯肉炎があります。
8 その他（　　　）

※ このお知らせは、学校保健安全法施行規則第9条の定めるところにより発行するものです。

キ—リ—ト—リ—セ—ン

歯科受診報告書

年　組　番　氏名

※太枠内は治療を受けた医療機関で記入を受けてください。

平成　年　月　日

治療・相談の結果は下記のとおりです。
1 治療がすみました。
2 指導いたしました。
3 このまま経過をみます。
医療機関名
歯科医師名

その他学校に連絡しておきたいこと

平成　年　月　日

学校長あて　保護者氏名＿＿＿＿＿＿印

健診《けんしん》の結果は、すべての子どもに「歯科健康診断《しんだん》結果のお知らせ」として配ります。

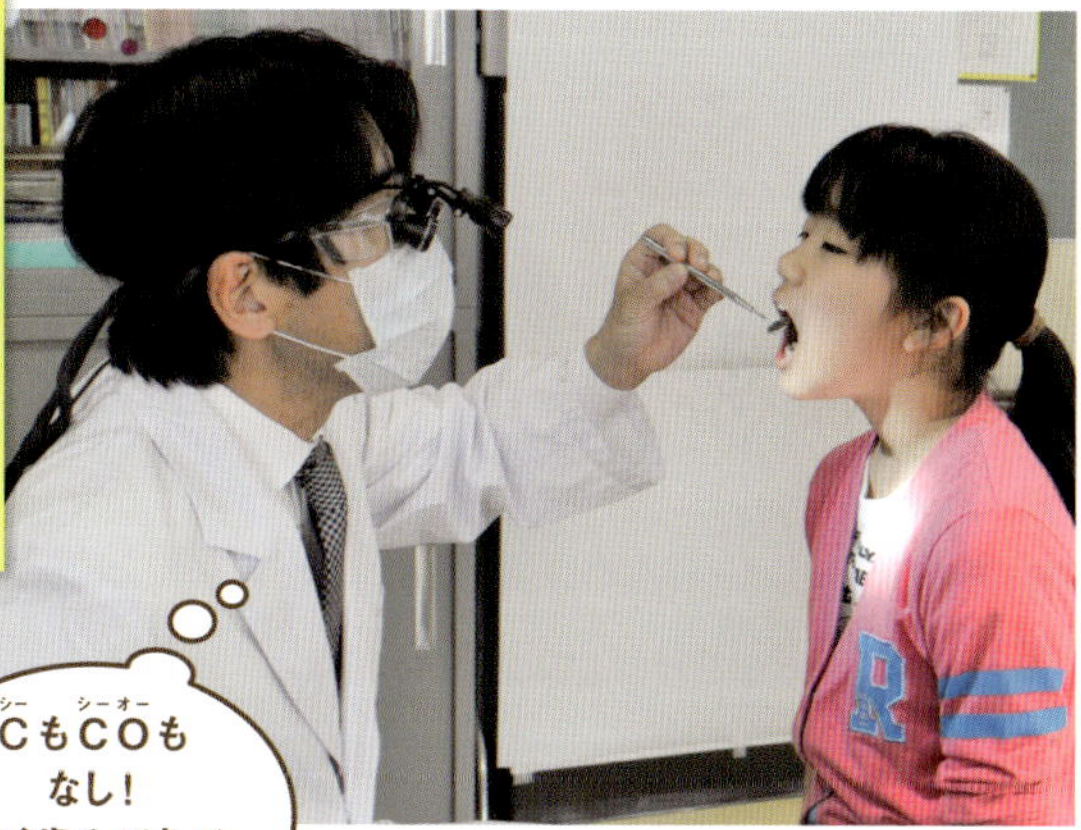

C《シー》もCO《シーオー》もなし！
よく歯みがきができているね

一人の診察《しんさつ》にかかる時間は1～2分ほど。たくさんの子どもたちを手際よく診《み》ていきます。

歯そのものの状態だけでなく、あごの関節や歯並びなども確認《かくにん》

学校歯科健診《けんしん》では、歯そのものを診《み》るだけでなく、あごの関節や歯並び、かみ合わせに異常がないかどうかもチェックしています。歯をかみ合わせた状態で歯垢《しこう》のつき具合や歯ぐきの状態を診察《しんさつ》してから、口を開けて歯そのものの状態を1本ずつ確認《かくにん》。同時にほおの内側や舌なども診《み》ています。

歯科健診《けんしん》のときによく耳にする「CO《シーオー》」「○《マル》」「G《ジー》」などの暗号のような言葉は、歯の状態を示す記号です。おもなものは、C《シー》＝むし歯、CO《シーオー》＝むし歯になりそうな歯、G《ジー》＝歯周病のある部分、GO《ジーオー》＝歯周病になりそうな部分、○《マル》＝治療《ちりょう》済みの歯などです。現在生えている異常のない歯には「／（斜線《しゃせん》）」をつけます。

健診《けんしん》の結果は、学校から子どもたちに配られ、保護者にも伝えられます。必要に応じて歯科への受診《じゅしん》をすすめます。

19:00

業務終了《しゅうりょう》

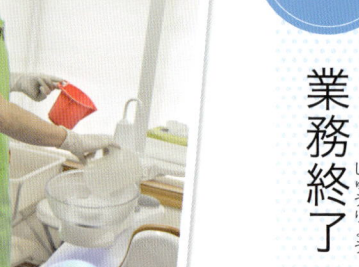

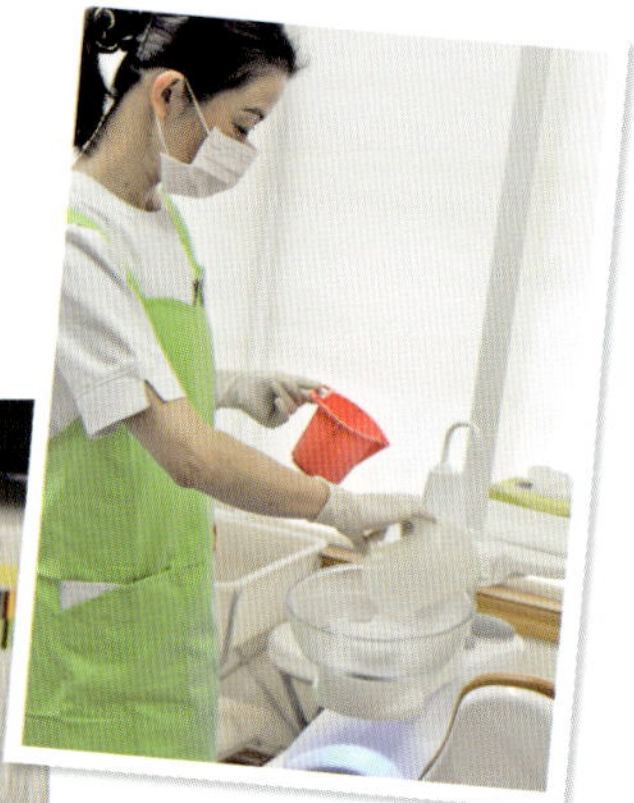

院内のそうじ、器具の滅《めっ》菌《きん》などは、歯科衛生士や歯科助手が行います。

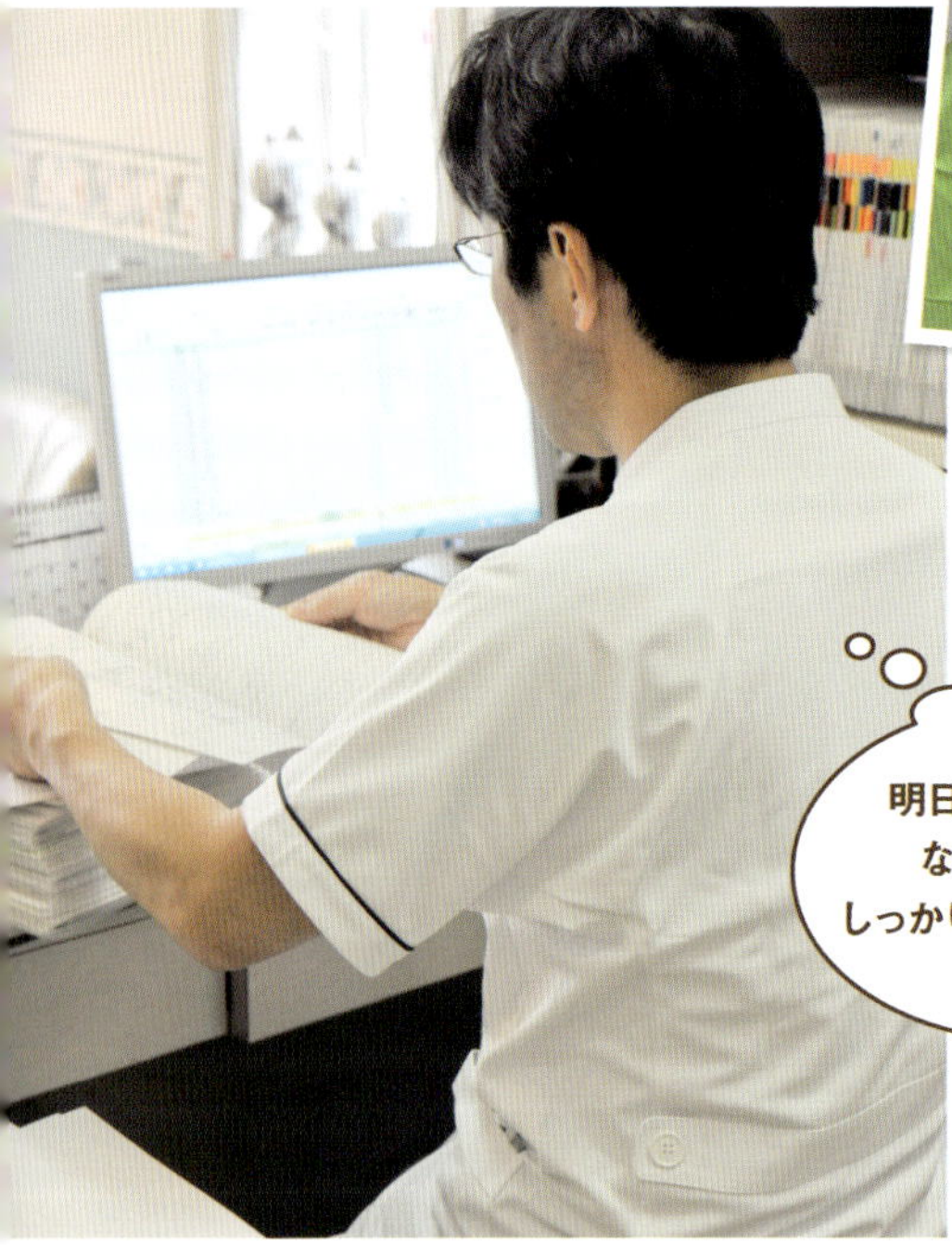

明日もいそがしく
なりそうだな。
しっかり準備しておこう

カルテに目を通し、翌日の診《しん》療《りょう》内容をメモにまとめます。

診療《しんりょう》が終わったら何をするの？

翌日の診療《しんりょう》内容を確認《かくにん》して、器具などの準備を整えます

一日の診療《しんりょう》が終わったら、使った器具の片づけや院内のそうじなどをスタッフに任せ、歯科医師は翌日の準備にとりかかります。

まずは、予約の入っている患者《かんじゃ》さんのカルテに目を通し、診療《しんりょう》内容をまとめたメモを作成。一日の患者《かんじゃ》さん約40人分のカルテに目を通すだけでも、かなりの時間がかかります。インプラントや矯正《きょうせい》の治療《ちりょう》が予定されているときは、必要な器具などをしっかり確《かく》認《にん》して、準備を整えておきます。用意した器具は、翌朝、歯科医師が出勤してくるまでに、スタッフが滅菌《めっきん》して、すぐに使える状態にセットします。

また、業務終了後《しゅうりょうご》に、その日の診療《しんりょう》の中で気になったことを調べたり、翌日の診療《しんりょう》のために必要なことを分析《ぶんせき》したりもします。あれこれと準備しているうちに、すっかり夜遅《おそ》くなってしまうこともめずらしくありません。

COLUMN

セミナーや勉強会、学会にも積極的に参加

患者《かんじゃ》さんの治療《ちりょう》に役立てるために、歯科医師になってからも常に最新の技術や知識を学び続けます

歯科医療《いりょう》の技術は日々進歩しています。よりよい医療《いりょう》を提供し、患者《かんじゃ》さんの負担を軽くしたり、患者《かんじゃ》さんの希望をかなえたりするためには、新しい技術を積極的に学んでいく必要があります。歯科医師になってからも、勉強は欠かせません。

専門書や論文を読んで情報を得るだけにとどまらず、セミナーや勉強会、学会などに実際に足を運べば、よりくわしく学ぶことができ、ほかの歯科医師との情報交換《こうかん》もできます。自分と同じように歯科医療《いりょう》にたずさわっている人たちが、どんな治療《ちりょう》を行っているのかを知り、刺激《しげき》を受けることで、仕事に対する意欲も増します。

特定の分野を深く学び、学会が認定《にんてい》する「認定医《にんていい》」「専門医」などの資格（69ページ）を取得すると、患者《かんじゃ》さんにより安心して治療《ちりょう》を受けてもらえるというメリットもあります。

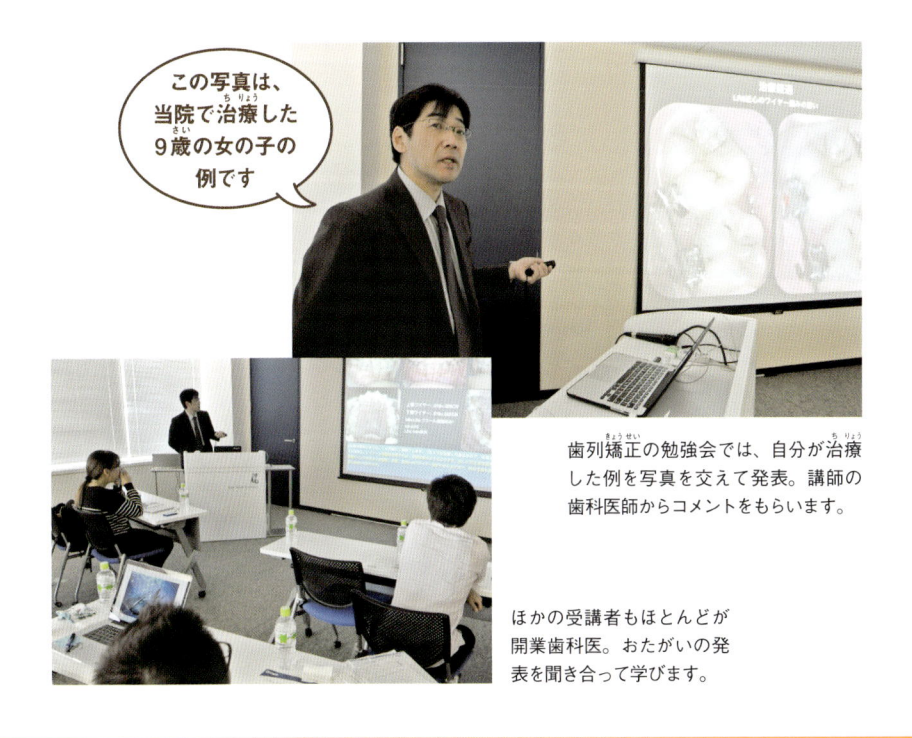

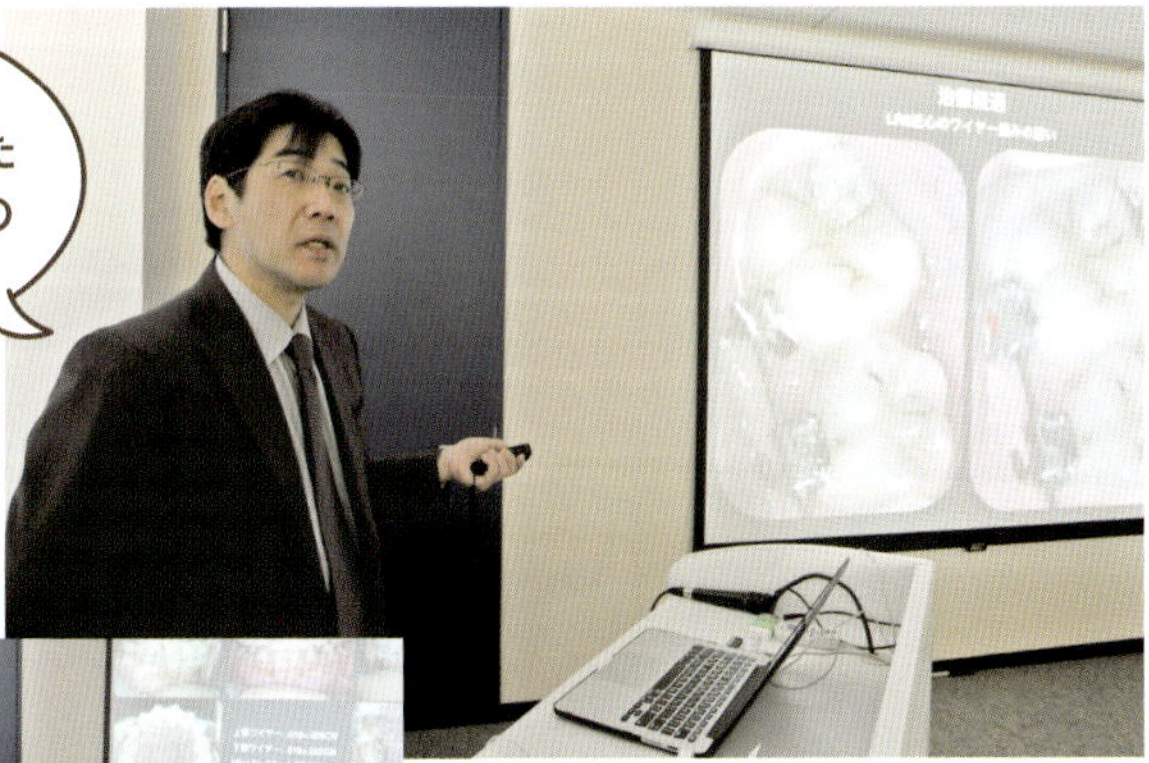
この写真は、当院で治療《ちりょう》した9歳《さい》の女の子の例です

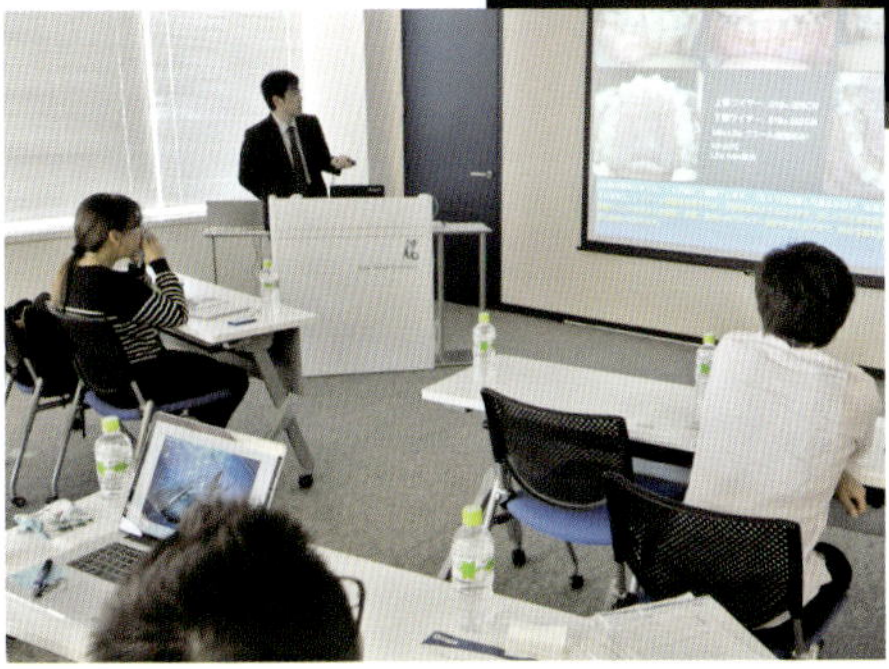

歯列矯正《きょうせい》の勉強会では、自分が治療《ちりょう》した例を写真を交えて発表。講師の歯科医師からコメントをもらいます。

ほかの受講者もほとんどが開業歯科医。おたがいの発表を聞き合って学びます。

INTERVIEW 1

小児《しょうに》歯科で働く歯科医師

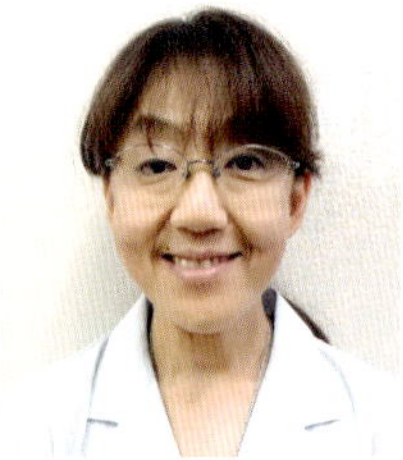

西村《にしむら》 滋美《しげみ》さん
しげみ歯科医院
歯科医師（小児《しょうに》歯科専門医）

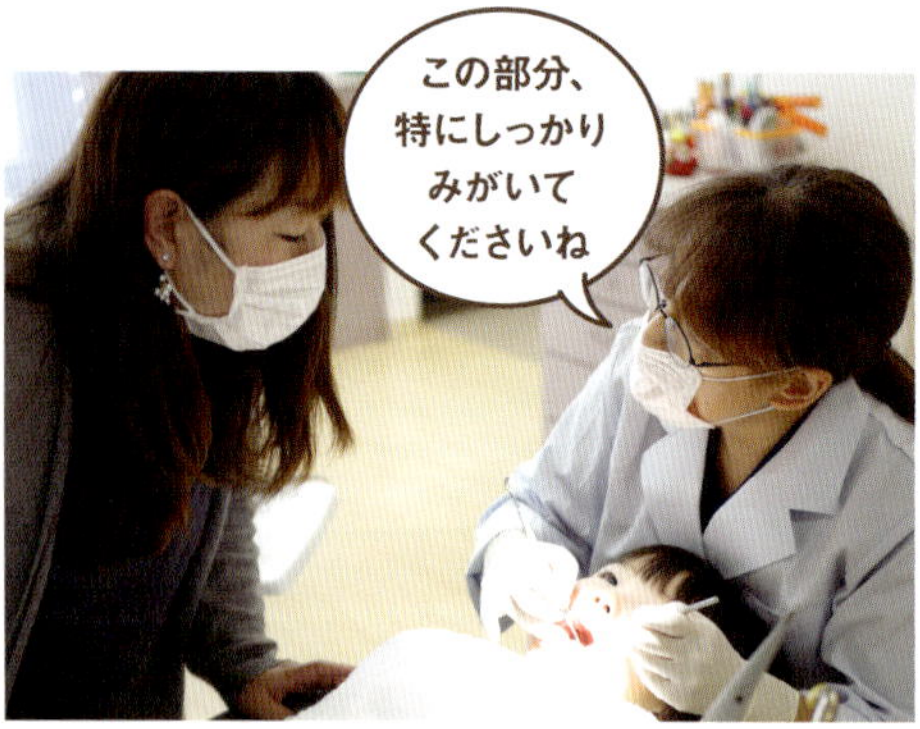

保護者にも診察室《しんさつしつ》に入ってもらい、子どもの歯の状態をくわしく説明します。

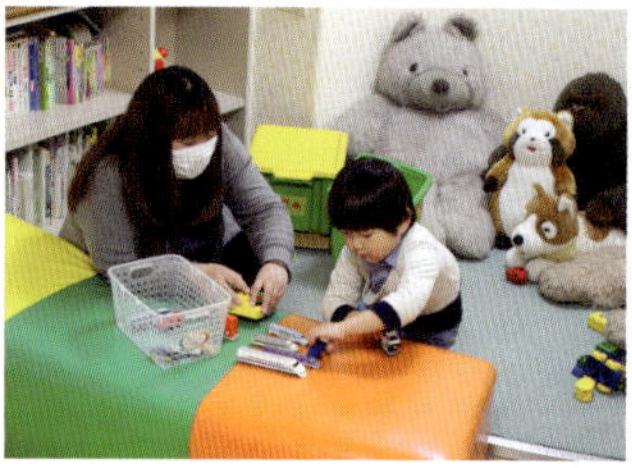

診察前《しんさつまえ》にリラックスして過ごせるよう、待合室にはおもちゃや絵本を備えたキッズスペースを設けています。

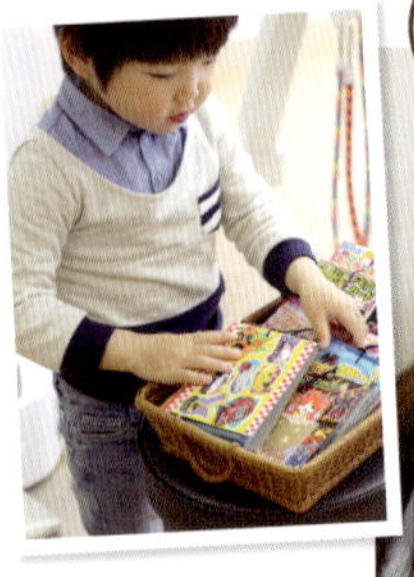

診察《しんさつ》が終わった子はシールがもらえます。

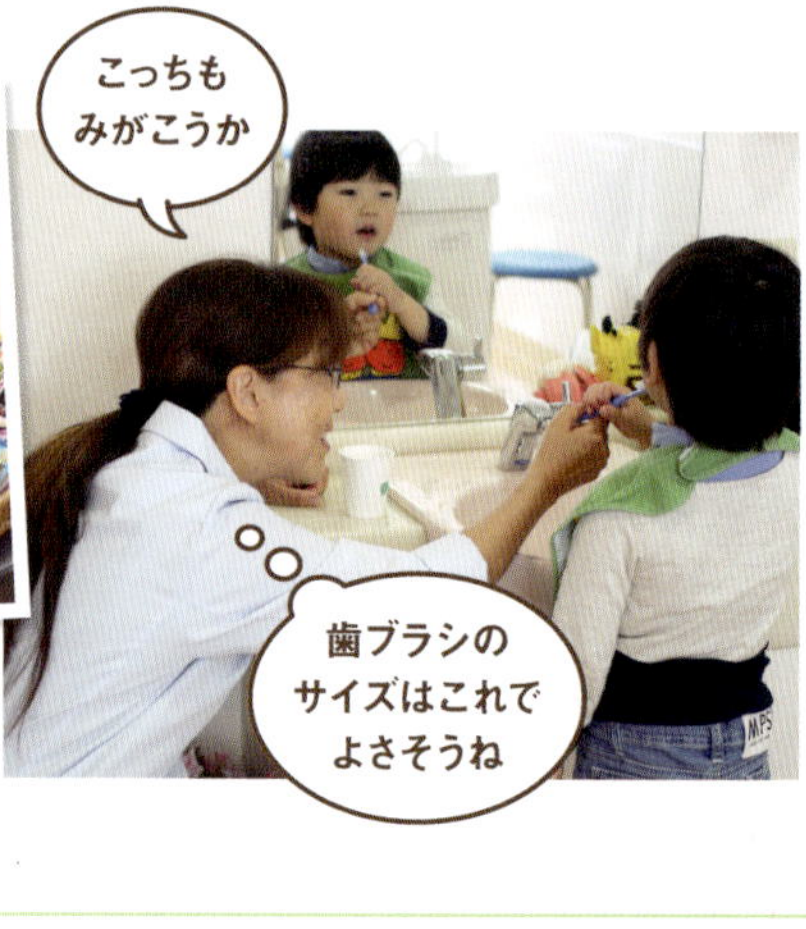
こっちもみがこうか
歯ブラシのサイズはこれでよさそうね

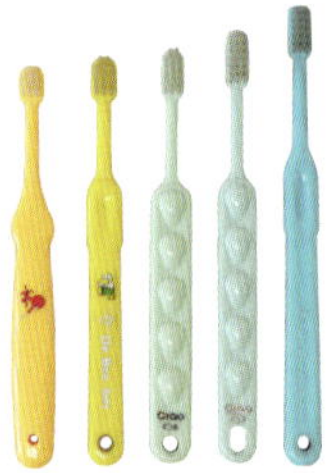

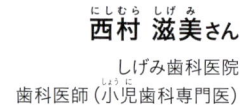

歯みがきを習慣づけるために、3歳《さい》ごろから歯みがき指導を行います。さまざまなサイズの歯ブラシがあるので、成長に合わせた歯ブラシ選びの相談にも乗ります。

Q1 どんな仕事をしているのですか？

0歳児《さいじ》から大人まで、あらゆる年齢《ねんれい》の患《かん》者《じゃ》さんを診《み》ています。小さい子どもの診療《しんりょう》では、いきなり診察《しんさつ》ユニットに座らせるとこわがってしまうので、まずキッズスペースで歯みがき指導をするところから始めます。機械を使った治療《ちりょう》も、少しずつ慣れていけるよう慎重《しんちょう》に進めることが必要です。子どもが安心できるよう、保護者にそばについてもらい、手をにぎったり声をかけたりしてもらいます。特に低年齢《ていねんれい》の子どもの場合は、保護者への歯科指導も大切なので、歯みがきのポイントや栄養バランスについてのアドバイスなどもしています。

Q2 おもしろいところややりがいは？

小児《しょうに》歯科は、「乳歯が成長にともないどんどん永久歯に生えかわる、新しい歯が生えてくる」というダイナミックな変化を診察《しんさつ》できるとても刺激的《しげきてき》な分野です。乳歯はどうせ生えかわるからとむし歯を放置しておくと、永久歯が弱くなったり、歯並びが悪くなったり、発音や食べ方などの成長発達に影響《えいきょう》が出たりすることがあります。発達状況《じょうきょう》や家庭環境《かんきょう》も把握《はあく》して、よりよい状態で永久歯へ交換《こうかん》していけるように、子どもと保護者をサポートすることは、小児《しょうに》歯科医のだいじな役割だと思います。

Q3 なぜこの仕事に就《つ》いたのですか？

親戚《しんせき》に、障がいをもった子がいて、歯医者さんに行くことができず困っているのを見ていたため、将来は障がい児の歯科診療《しんりょう》にたずさわりたいと思うようになりました。そのためには、まずは子どもの発達段階をしっかりと学ぶ必要があると考えて、大学の歯学部で小《しょう》児《に》歯科を中心に勉強し、歯科医師免許《めんきょ》をとったあと、大学病院の小児《しょうに》歯科に6年間勤務しました。その後、障がい児施設《しせつ》や障がい者専門歯科でも仕事をし、20年前に歯科医院を開業しました。歯科医院では、これまでの経験を生かし、障がい児の診療《しんりょう》も行っています。

どうして0歳児《さいじ》から歯科診療《しんりょう》が必要なの？

生後6か月くらいで歯が生え始めるので、そのころから歯科を受診《じゅしん》することで、むし歯の予防や発達状況《じょうきょう》の確認《かくにん》ができます。低年齢《ていねんれい》から健診《けんしん》で歯科医院に通うことで、治療《ちりょう》が必要になったときにこわがらず受診《じゅしん》できるようになるというメリットもあります。また、生まれたときから歯が生えているなど、赤ちゃんの歯や歯ぐきに気になる症状《しょうじょう》があったり、口の中をケガしたりして受診《じゅしん》する場合もあります。

INTERVIEW 2

スポーツ歯科で働く
歯科医師

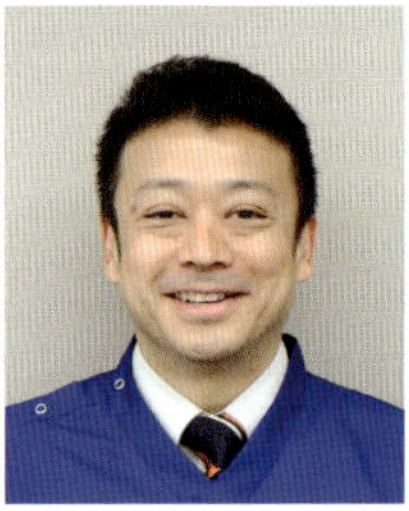

鈴木《すずき》 浩司《ひろし》さん
日本大学松戸歯学部 顎口腔《がくこうくう》機能治療学《ちりょうがく》講座
歯科医師（スポーツデンティスト）

お相撲《すもう》さんにとっても、かむ力はとても大切。定期的に口腔《こうくう》のケアも行います。

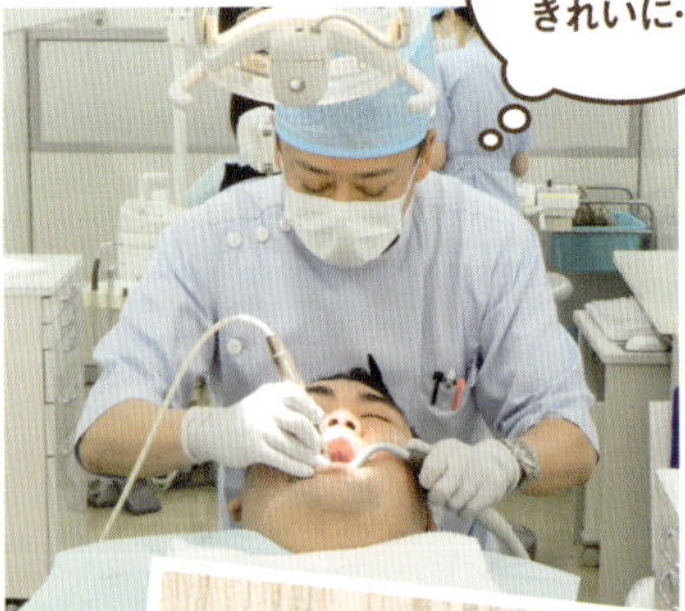
すみずみまで

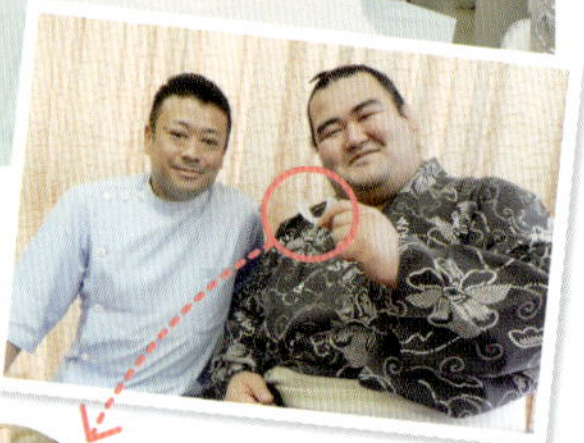

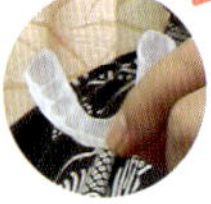

琴奨菊関《ことしょうぎくぜき》も、専用のマウスガードを使っています。

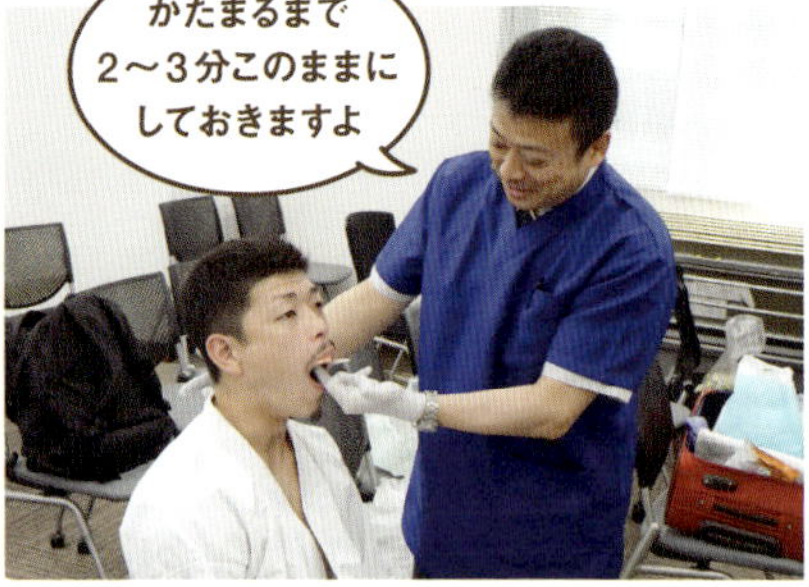

空手のナショナルチームの選手に、マウスガードをつくっています。道具や歯科材料を持参して、現場で歯型を採取。歯型から歯の模型をつくって持ち帰り、それをもとにマウスガードを製作します。

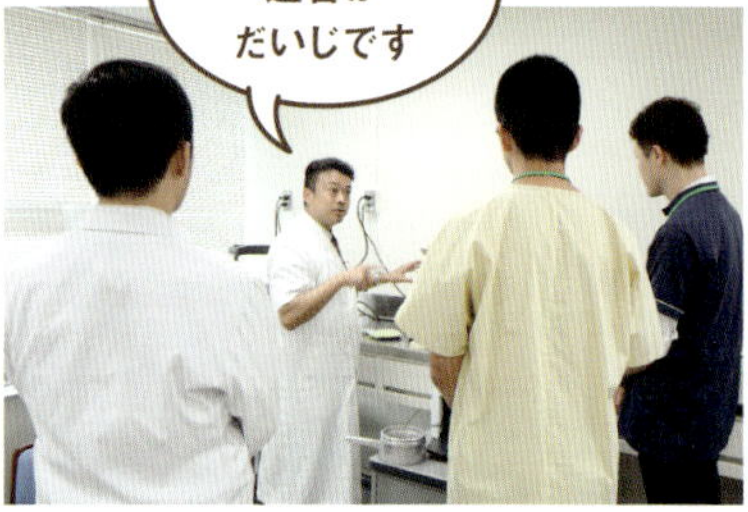
マウスガードは
適合が

マウスガードは、プロ選手だけでなくアマチュア選手や学生にも求められています。マウスガードをつくれる歯科医師を育てることも重要です。

Q1 どんな仕事をしているのですか？

大学の歯学部に勤務しながら、付属病院のスポーツ健康歯科といびき外来での診療《しんりょう》も行っています。スポーツ健康歯科では、スポーツをする人の歯科治《ち》療《りょう》、ケガ予防のためのマウスガード*の製作などを行います。いびき外来では、患者《かんじゃ》さんのいびきや睡眠時《すいみんじ》無呼吸症《しょう》*の症状《しょうじょう》を改善させる口腔内《こうくうない》装置をつくっています。スポーツ選手の睡眠《すいみん》状態を歯科的方法で改善する治療《ちりょう》にもとり組んでいます。スポーツ歯科に貢献《こうけん》するために、競技団体やプロチームの現場にも直接出向き、このような歯科医療《いりょう》を広く提供しています。

Q2 おもしろいところややりがいは？

スポーツ歯科というと派手な領域のように思うかもしれませんが、決してそうではありません。選手のスケジュールに合わせた対応が求められるため、日程調整なども大変です。しかし、かかわっている選手やチームがよい結果を出したときの喜びや感動は大きく、選手をサポートするこの仕事にやりがいを感じます。これまでの歯科医療《いりょう》は、むし歯をけずってつめる、入れ歯をつくるなどの治療《ちりょう》が主流でしたが、これからはスポーツ歯科に代表されるような「健康を守る歯科医療《いりょう》」がよりさかんになるでしょう。

Q3 なぜこの仕事に就《つ》いたのですか？

私の父は自宅開業している歯科医師でした。幼いころはピンときませんでしたが、成長するにつれ、歯科医師の地域貢献《こうけん》について理解するようになり、私も父のようになりたいと思うようになりました。大学受験をひかえ、高校の担任の先生と進路相談をしたときに、「私は将来歯医者さんになります」と宣言したのを覚えています。私自身、小さいころから運動が大好きで、歯科という仕事とスポーツが結びつけばいいなと思っていたところ、ちょうどスポーツ歯科の活動が少しずつ大きくなってきている時期に、この仕事に出会うことができました。

マウスガード

スポーツ中の衝撃《しょうげき》から歯やあごを守り、ケガを防ぐための安全具。衝撃《しょうげき》を吸収するやわらかい素材でできていて、上あごの歯をおおうU字形のものが一般的《いっぱんてき》。ボクシングなどではマウスピースとも呼ぶ。

睡眠時《すいみんじ》無呼吸症《しょう》

眠《ねむ》っている間に、呼吸がない状態がくり返し起こる病気。睡眠《すいみん》の途《と》中《ちゅう》で目が覚めてしまう、昼間に眠《ねむ》くなるなどの症状《しょうじょう》が出て、体にさまざまな障がいをもたらす。

INTERVIEW 3

病院の口《こう》腔《くう》外《げ》科《か》で働く歯科医師

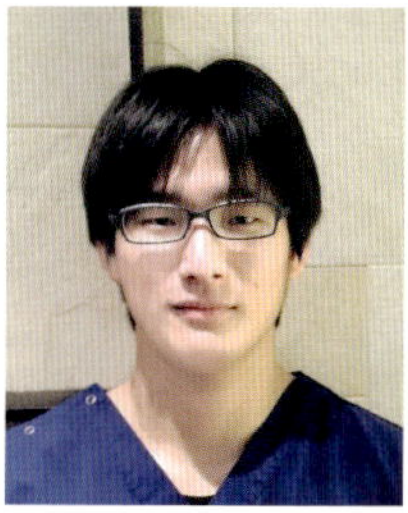

板井《いたい》 俊介《しゅんすけ》さん

東京医科歯科大学歯学部附属《ふぞく》病院
顎口腔外科《がくこうくうげか》　歯科医師

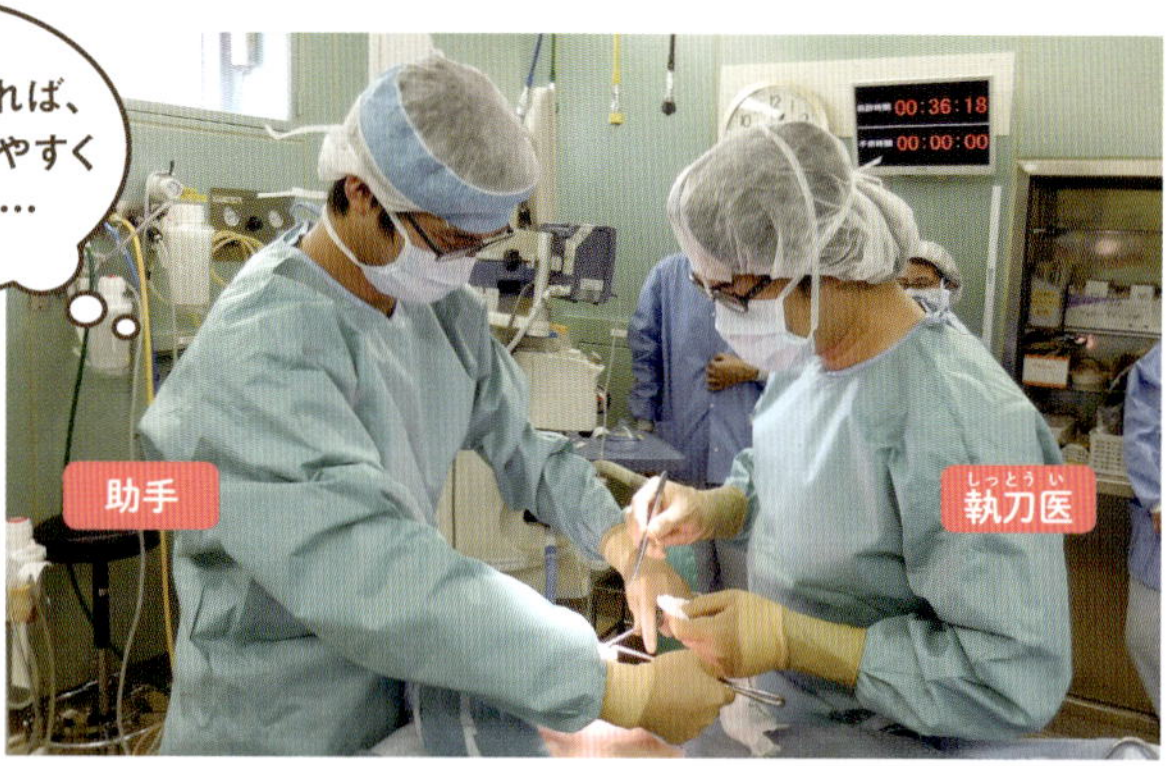
どうくふうすれば、
先生が手術しやすく
なるだろう…

口腔外科《こうくうげか》では多くの手術を行います。小さな手術から大きな手術まで、内容はさまざま。医師が行う外科《げか》手術と同様に、実際に手術を行う執刀医《しっとうい》のほかに、別の歯科医師が助手を務めます。

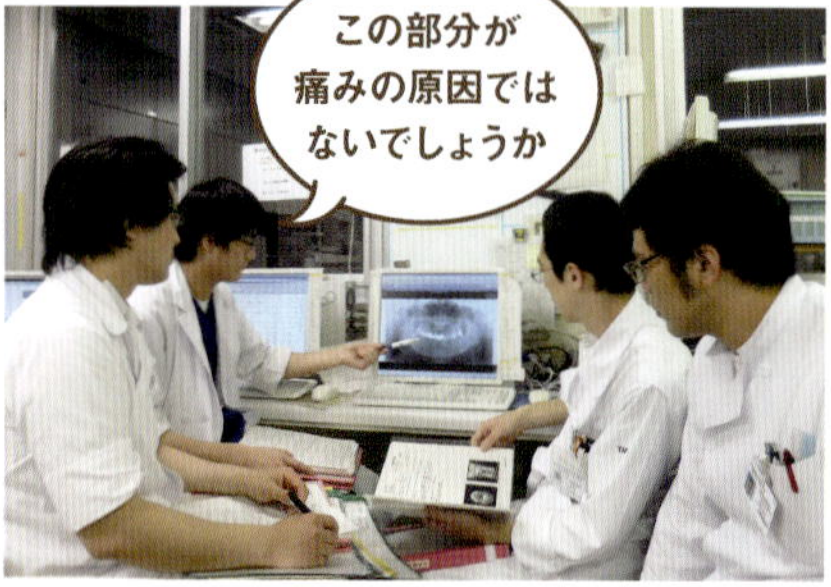

この部分が
痛みの原因では
ないでしょうか

同じ科の歯科医師や、他科の医師などとのミーティングで、治療《ちりょう》方針の確認《かくにん》や意見交換《こうかん》をします。

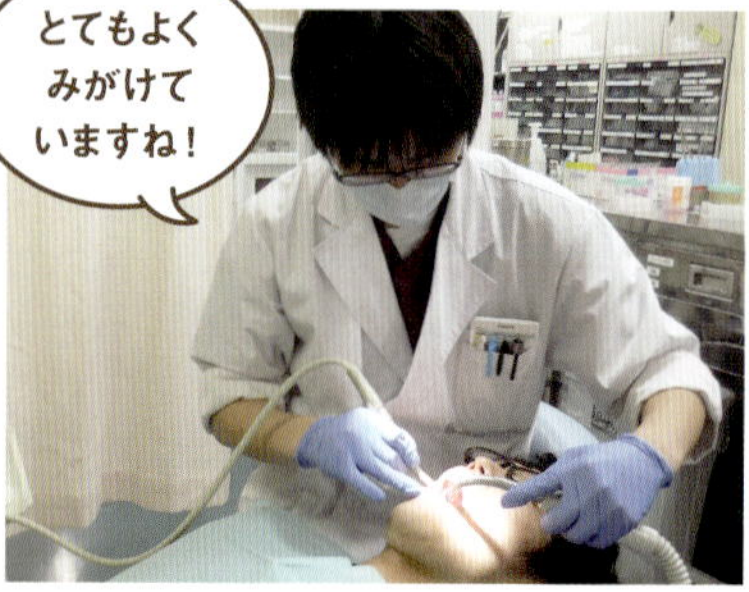

とてもよく

全身にかかわる病気をもつ患者《かんじゃ》さんの治療《ちりょう》は、病院内のさまざまな診療科《しんりょうか》と連携《れんけい》して行います。

Q1 どんな仕事をしているのですか?

私が所属している大学病院の口腔外科《こうくうげか》では、むし歯や歯周病の治療《ちりょう》、あるいは入れ歯の作成や矯正治療《きょうせいちりょう》といった一《いっ》般的《ぱんてき》な歯科治療《ちりょう》は、あまり行っていません。おもな治療《ちりょう》対象は、口の粘膜《ねんまく》(くちびる・ほお・舌・歯ぐきなど)の病気や、口腔《こうくう》がん*、顎変形症《がくへんけいしょう》*などです。歯科医院では治療《ちりょう》が難しい親知らずの抜歯《ばっし》や、全身麻酔《ますい》をかけて行うがんの切除手術といった外科的《げかてき》な処置だけでなく、手術後の定期的なフォローや、全身にかかわる重い病気があって歯科医院での治療《ちりょう》が困難な患者《かんじゃ》さんの処置なども行っています。

Q2 おもしろいところややりがいは?

口腔外科《こうくうげか》があつかう、口、あご、顔面およびその周辺の病気やケガは、かみ合わせや咀嚼《そしゃく》(かみくだくこと)、嚥下《えんげ》(飲みこむこと)、発音といった生命活動を維持《いじ》するうえで必要不可欠な機能に影《えい》響《きょう》し、また、外見を損《そこ》なうものも少なくありません。そのため、治療《ちりょう》することが、単に病気やケガを治すというだけにとどまらず、患者《かんじゃ》さんの生活の質の向上にもつながります。全身の健康に役立つだけでなく、人生を豊かにするという役割もになう仕事であり、そこに大きな意義とやりがいを感じます。

Q3 なぜこの仕事に就《つ》いたのですか?

口は、生きていくうえで不可欠な栄養を摂取《せっしゅ》する入り口となる器官です。口に問題をかかえ、食べることができなくなれば、生命活動の維持《いじ》さえ難しくなります。高校生のとき、人の健康に役立つ仕事は何かと考え、このような口の重要な役割を知ったのがきっかけで、歯科医師になろうと思いました。大学病院の口腔外科《こうくうげか》を選んだ理由としては、症例《しょうれい》の数や種類が多様で、教育体制や研究環境《かんきょう》が整っていることが挙げられます。めぐまれた環境《かんきょう》のなかでより多くの経験を積み、知識と技術をみがきたいと考え、現在の職場を選びました。

口腔《こうくう》がん

口の中にできる腫瘍《しゅよう》(細胞《さいぼう》が通常と異なる増え方をしてできたはれもの)のうち、悪性のものをまとめて口腔《こうくう》がんという。できる場所によって、舌《ぜつ》がん、歯肉《しにく》がん、口《こう》唇《しん》がんなどに分類される。

顎変形症《がくへんけいしょう》

上下のあごの形や大きさ、位置に異常があり、顔面の変形やかみ合わせの不具合が生じている状態のこと。あごの骨を切って動かす手術が必要となる場合が多い。

チーム医療《いりょう》における歯科医師の活躍《かつやく》

チーム医療《いりょう》とは、医療《いりょう》関係のさまざまな専門家が連携《れんけい》し、情報を共有し合って患者《かんじゃ》さんの治療《ちりょう》や支援《しえん》にあたる体制のこと。歯科医師は、チーム医療《いりょう》の一員として、歯科以外の病気の治療《ちりょう》にもかかわっています。

連携《れんけい》による力を発揮《はっき》する「チーム医療《いりょう》」

チーム医療《いりょう》における歯科医師のおもな役割は、患者《かんじゃ》さんの口腔《こうくう》管理（歯や口の中の健康状態を管理すること）です。

病気で体力が下がると、口の中の細菌《さいきん》が活発になり、もともとあったむし歯や歯周病が悪化するだけでなく、細菌《さいきん》が体内に入りこんで感染《かんせん》症《しょう》を起こす可能性が高まります。こうした合併《がっぺい》症《しょう》（一つの病気に関連して起こる別の病気）が重症《じゅうしょう》になると、病気の治療《ちりょう》を中断しなければならなくなることもあるため、歯科医師による口《こう》腔《くう》管理はたいへん重要です。

また、口や歯のトラブルは、食事や会話にも支障をきたします。歯科医師は、管理栄養士や言語聴覚士《げんごちょうかくし》と連携《れんけい》して、咀嚼《そしゃく》（かみくだくこと）、嚥下《えんげ》（飲みこむこと）、発音といった口の機能を管理し、患者《かんじゃ》さんの療養《りょうよう》生活を支えます。

チーム医療《いりょう》における各専門家のおもな役割

医師
患者《かんじゃ》さんの担当医。各専門家の意見をまとめ、診療《しんりょう》計画を立てる。

歯科医師
合併症《がっぺいしょう》予防や必要な歯科治療《ちりょう》などの口腔《こうくう》管理、口の機能の管理を担当。

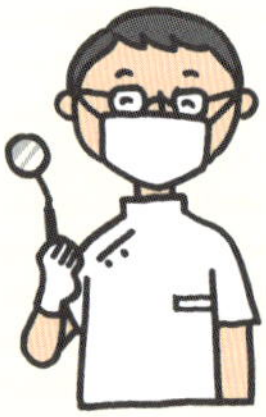

看護師
患者《かんじゃ》さんの療養上《りょうようじょう》の世話と診療《しんりょう》の補助を担当。

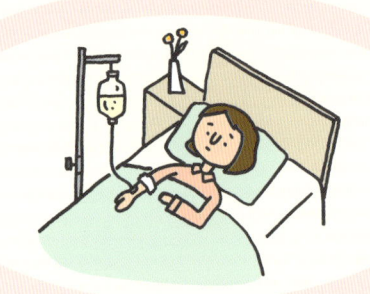

歯科衛生士
歯科医師の指導のもと、歯科治療《ちりょう》の補助や口腔《こうくう》のケアを行う。

理学療法士《りがくりょうほうし》
作業療法士《さぎょうりょうほうし》
身体機能の維持《いじ》・回復のためのリハビリテーションを実施《じっし》する。

言語聴覚士《げんごちょうかくし》
嚥下《えんげ》機能の維持《いじ》・回復のためのリハビリテーションや口腔《こうくう》のケアを実施《じっし》。

社会福祉士《しゃかいふくしし》
患者《かんじゃ》さんやその家族の生活支援《しえん》を行う。

薬剤師《やくざいし》
適切な薬の種類や量を医師に提案。

管理栄養士
患者《かんじゃ》さんの栄養管理を行う。

歯科医院と病院との「地域連携《れんけい》」

歯科以外の病気についても、歯科医師の力が必要とされていますが、病院に必ず歯科医師がいるとは限りません。そこで、地域の歯科医院と病院が連携《れんけい》して、患者《かんじゃ》さんの口腔《こうくう》管理を行います。

病院の医師から口腔《こうくう》管理を依頼《いらい》された歯科医師は、口腔《こうくう》管理プランを立て、むし歯や歯周病の治療《ちりょう》、歯石《しせき》の除去などを行います。治療前《ちりょうまえ》に口の中の状態を改善しておくことで、手術による感染症《かんせんしょう》などを大幅《おおはば》に減らすことができるのです。

入院中は、病院の看護師や言語聴覚士《げんごちょうかくし》などが、歯科医師の指導にもとづいて、口腔《こうくう》のケアを行います。歯科医師は必要に応じて病院を訪《おとず》れ、患者《かんじゃ》さんの状態を確認《かくにん》したり、治療《ちりょう》や処置をほどこしたりします。退院後も、医師と連携《れんけい》しながら、継続して患者《かんじゃ》さんの経過を見守ります。

こうした医師と歯科医師の連携《れんけい》は、現在、がん治療《ちりょう》の分野で特に注目されています。また、ほかの病気の治療《ちりょう》においても、口腔《こうくう》管理の重要性が明らかになってきており、今後ますます歯科医師の役割に期待が高まるでしょう。

病院と歯科医院の連携《れんけい》のしくみ

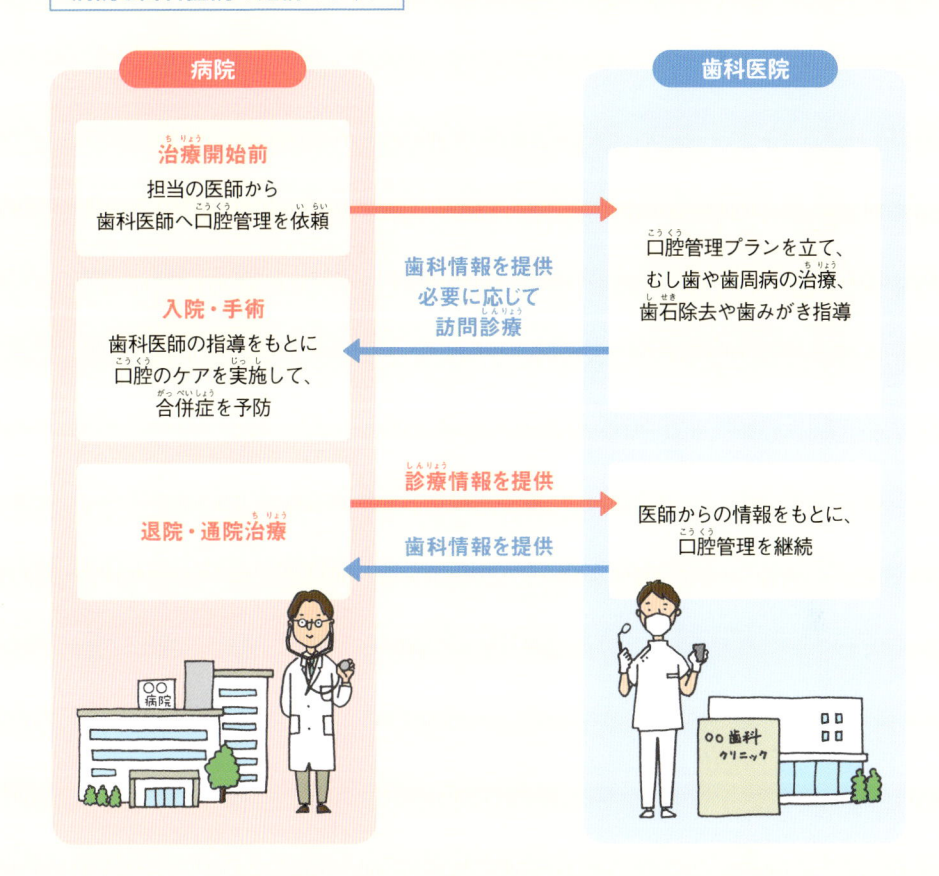

病院

治療開始前《ちりょう》
担当の医師から
歯科医師へ口腔《こうくう》管理を依頼《いらい》

→

歯科医院

口腔《こうくう》管理プランを立て、
むし歯や歯周病の治療《ちりょう》、
歯石《しせき》除去や歯みがき指導

←
歯科情報を提供
必要に応じて
訪問診療《しんりょう》

入院・手術
歯科医師の指導をもとに
口腔《こうくう》のケアを実施《じっし》して、
合併症《がっぺいしょう》を予防

退院・通院治療《ちりょう》

→
診療《しんりょう》情報を提供

医師からの情報をもとに、
口腔《こうくう》管理を継続

←
歯科情報を提供

もっと！

教えて！ 歯医者さん

Q1 歯科医師になってよかったなと思うことを教えて！

A 歯科医院にはいろいろな年齢《ねんれい》の患者《かんじゃ》さんが来院します。いちばんうれしいのは、高齢《こうれい》の患者《かんじゃ》さんに、「食べものが前よりしっかりかめるようになった」「食事がおいしく食べられるようになった」と言われることです。健康の入り口は、食べものをおいしく食べられることから。歯科治療《ちりょう》を通じて、患者《かんじゃ》さんの全身の健康維持《いじ》に役立つことができるのは、この仕事の大きなやりがいです。（30代・男性）

A 自分自身や身の回りの人たちの口の健康に、よりいっそう気を配るようになったことです。歯学部入学前は、むし歯や歯周病が重症化《じゅうしょうか》したときのこわさも知らず、口の健康をそれほど意識していませんでした。しかし、歯科学生になって、むし歯から重度の炎症《えんしょう》が生じて緊急《きんきゅう》入院になった例や、歯を失って食べものを口からとることができなくなった例などを学習し、日ごろの口腔《こうくう》のケアがいかに重要であるかに気づくことができました。（20代・男性）

Q2 歯科医師の仕事で、大変なこと、苦労したことを教えて！

A 歯科医師として、患者《かんじゃ》さんのことを第一に考え、適切な治療《ちりょう》方法やスケジュールを提案しているのですが、ときには理解してもらえず、「そんなに何度も通院できない」と苦情を言われたり、治療《ちりょう》の途《と》中《ちゅう》で患者《かんじゃ》さんが勝手に通院をやめてしまったりすることがあります。このようなことが起こらないようにするためには、治療《ちりょう》について十分な説明をつくし、患者《かんじゃ》さんにしっかりと納得してもらわなければなりません。それができて初めて、患者《かんじゃ》さんとの間に信《しん》頼《らい》関係が生まれるのです。（40代・男性）

A どの職業にも言えることですが、歯科でも治療《ちりょう》の方法、使用する材料、診断《しんだん》の技術は年々進化を続けています。患者《かんじゃ》さんによりよい歯科医療《いりょう》を提供し、歯と口の健康を守るためには、歯科医師になってからも、日々勉強、研鑽《けんさん》を積み重ねることが欠かせません。大変なことではありますが、またそれが、自分自身の歯科医師としての生きがいでもあります。（30代・男性）

Part 2

目指せ歯科医師！ どうやったらなれるの？

歯科医師になるには、どんなルートがあるの？

歯学部に進学し、歯科医師国家試験を受験

歯科医師になるには、歯科医師国家試験に合格する必要があります。そのためには、まず大学の歯学部に進学し、6年間で歯科医師として必要な知識と技術を身につけなければなりません。

その後、国家試験を受験し、合格すると歯科医師免許《めんきょ》を得ることができます。

しかし、歯科医師免許《めんきょ》をとったからといって、すぐに歯科医師として正式に仕事をすることはできません。歯学部を卒業後1年以上、法律によって定められた病院や診療所《しんりょうじょ》（臨床《りんしょう》研修施設《しせつ》）で働きながら研修する「臨床《りんしょう》研修」が義務づけられています。歯科医師として一人立ちできるのは、早くても25歳《さい》ということになります。

歯学部に入るのに、年齢《ねんれい》制限はありません。社会人になってから歯科医師を目指す人にも、道が開かれています。また、歯学部の中には、歯学部以外の大学や短期大学、医療系《いりょうけい》の専門学校を卒業した人などの編入を受け入れているところもあります。

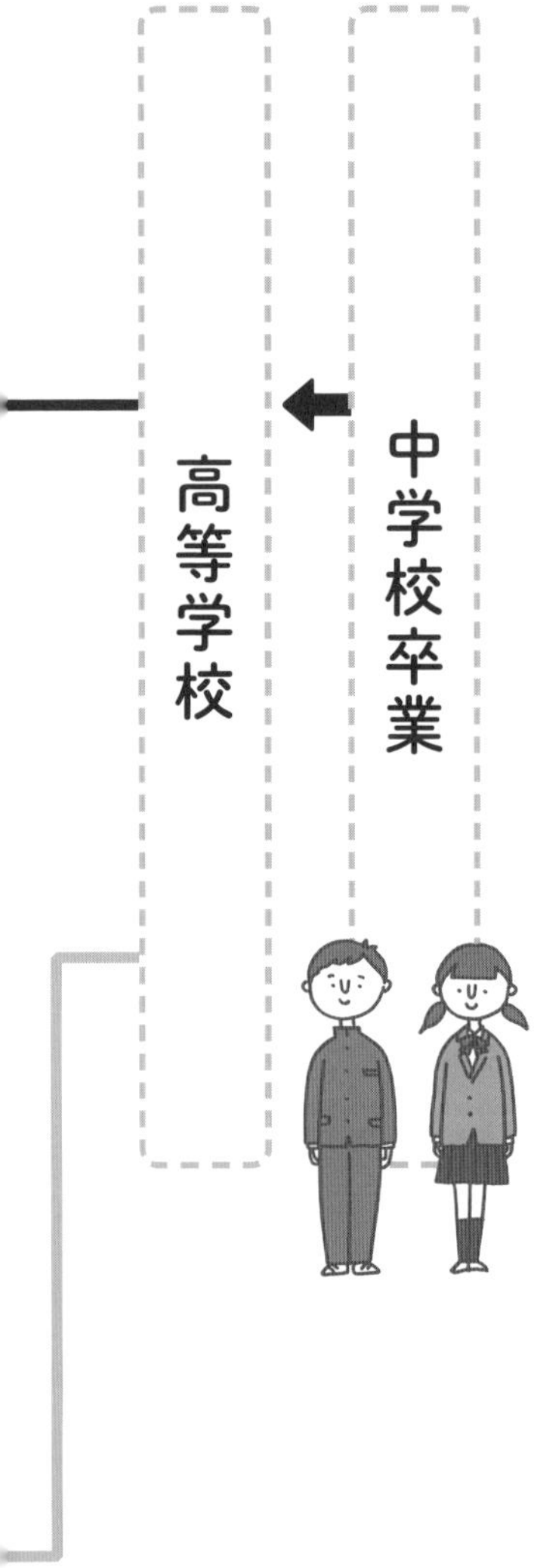

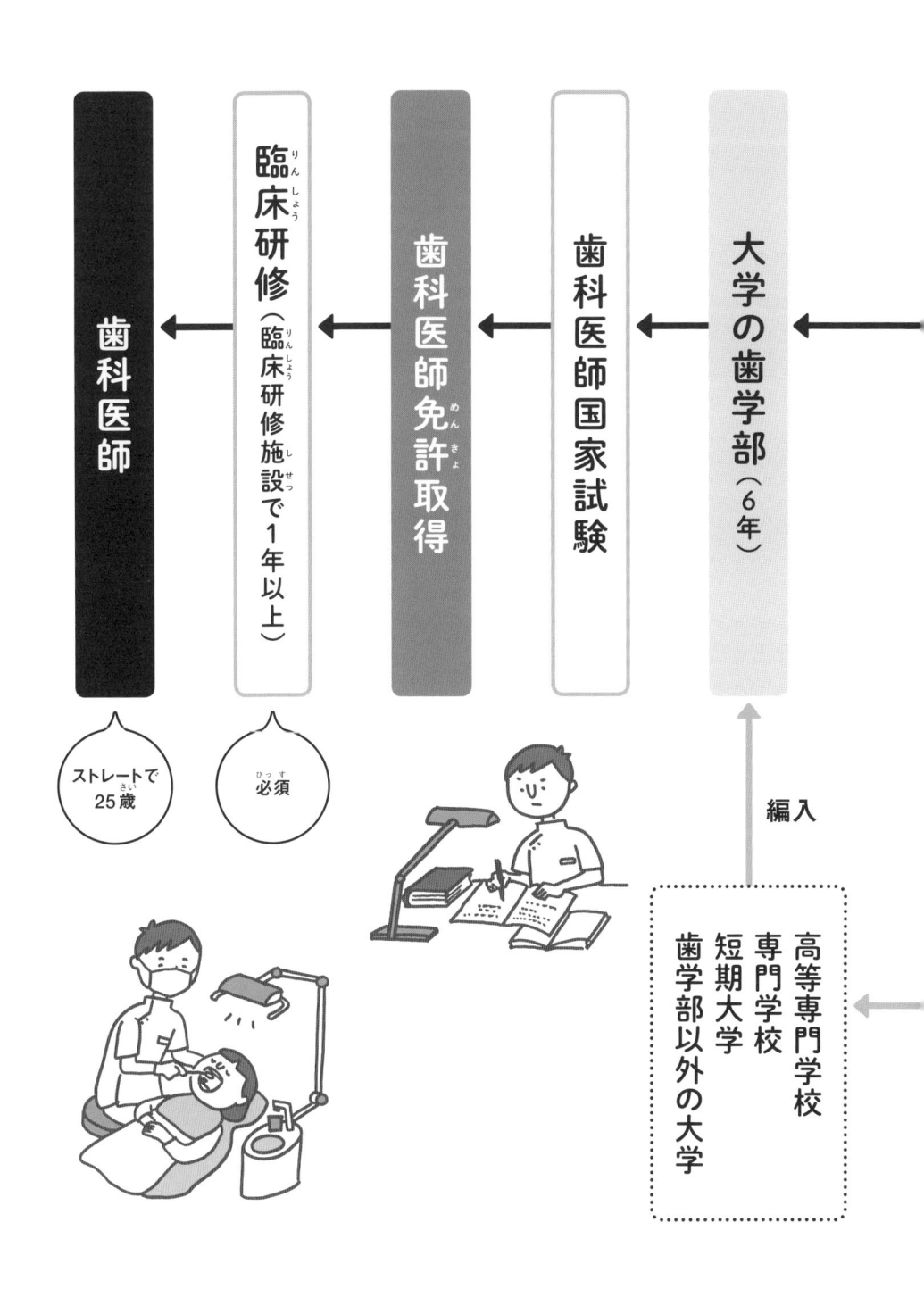

大学の歯学部（6年）

← 歯科医師国家試験

← 歯科医師免許《めんきょ》取得

← 臨床《りんしょう》研修（臨床《りんしょう》研修施設《しせつ》で1年以上）
必須《ひっす》

← 歯科医師
ストレートで25歳《さい》

編入 ↑
高等専門学校
専門学校
短期大学
歯学部以外の大学

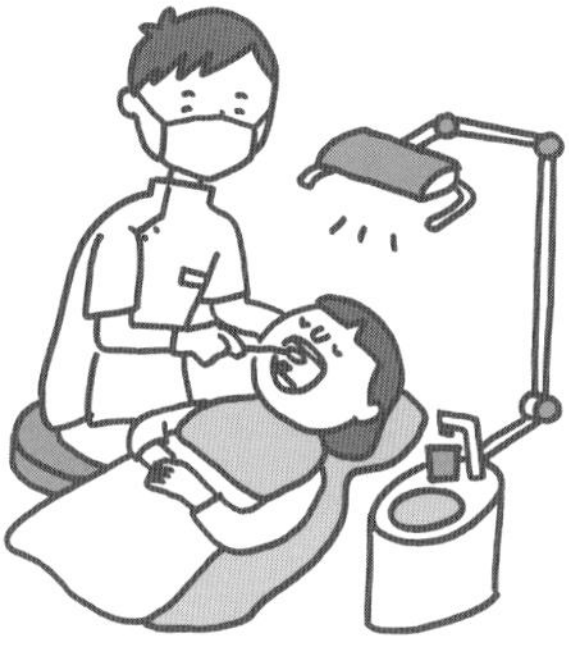

歯科医師として求められる基本的な資質

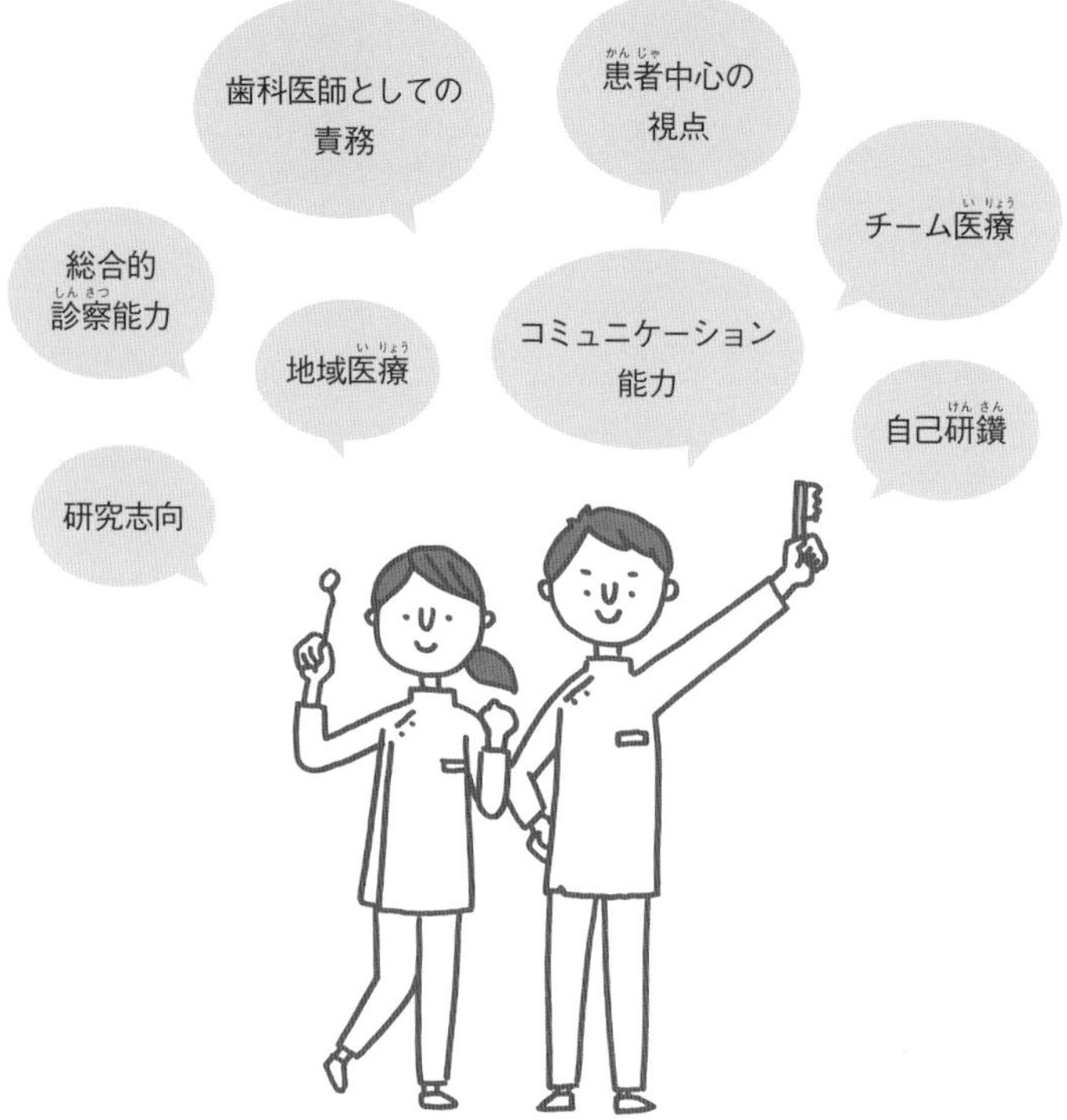
歯科医師としての責務
患者《かんじゃ》中心の視点
チーム医療《いりょう》
総合的診察《しんさつ》能力
地域医療《いりょう》
コミュニケーション能力
自己研鑽《けんさん》
研究志向

文部科学省「歯学教育モデル・コア・カリキュラムー教育内容ガイドラインー 平成22年度改訂版」(2011年)より

6年間で、歯科医師になるための資質と能力を身につけます

歯学部は、医学部、薬学部などと同様に6年制です。歯科医師にふさわしい基本的な資質と能力を身につけることができるよう、文部科学省が定めたガイドラインにそってカリキュラムが設定されています。

歯科医師としての基本的な責務や安全性への配慮《はいりょ》、患者《かんじゃ》さんを中心としたチーム医療《いりょう》などを学ぶ「基本事項《じこう》」、歯科医療《いりょう》に関連する法律や制度、歯や口の病気の予防と健康管理などを学ぶ「社会と歯学」「生命科学」「歯科生体材料と歯科材料・器械」「臨床《りんしょう》歯学教育」といった専門的な内容をしっかりと学びます。歯科医療《いりょう》の現場での「臨床《りんしょう》実習」（55ページ）も必修となっています。

6年間のカリキュラム（東京医科歯科大学歯学部の場合）

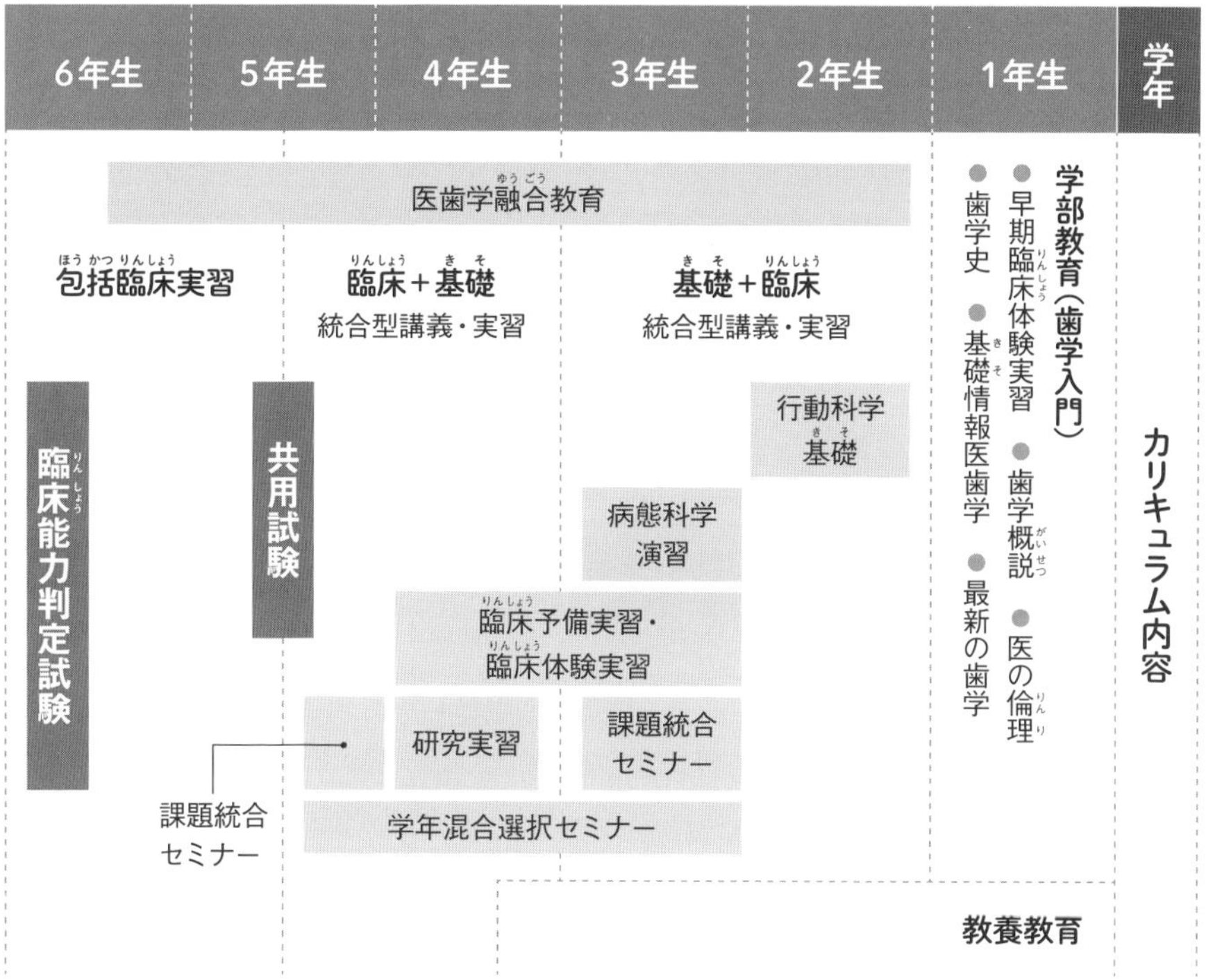

取材協力：東京医科歯科大学

学年が上がるにつれて専門性の高い科目が増えてきます

多くの大学では、1年次に学ぶのはいわゆる一般《いっぱん》教養の科目が中心です。ほかの学部の学生といっしょに授業を受けることもあります。歯学部らしい科目が増えてくるのはおもに2年次からです。2、3、4年次と歯学の基礎《きそ》知識を身につけていきます。

学年が上がるにつれて実習なども増え、4年次後期または5年次前期には、病院での臨床《りんしょう》実習に進むための「共用試験」があります。共用試験をパスすると、いよいよ臨床《りんしょう》実習がスタート。現場で患者《かんじゃ》さんに接する経験を積みながら学びます。そして、6年次の終わり、卒業前の1月末から2月初めには、歯科医師国家試験が待ち受けています。

勉強することはたくさんありますが、学内の行事や部活、サークル活動などに積極的に参加して、勉強と楽しみを両立させている人もいます。

歯学部ではどんなことを学ぶの？

解剖実習《かいぼう》

人体の構造を正確に知るため、歯学部でも人体解剖《かいぼう》実習を行います。あつかうのは、医学・歯学の教育と研究のために献体《けんたい》されたご遺体です。4～5人の班ごとに一人のご遺体を、皮膚《ひふ》や骨、筋肉、臓器《ぞうき》、血管《けっかん》、神経《しんけい》などの組織に細かく解剖《かいぼう》し、すみずみまで観察します。歯学部では特に、頭部の解剖《かいぼう》を重点的に行います。

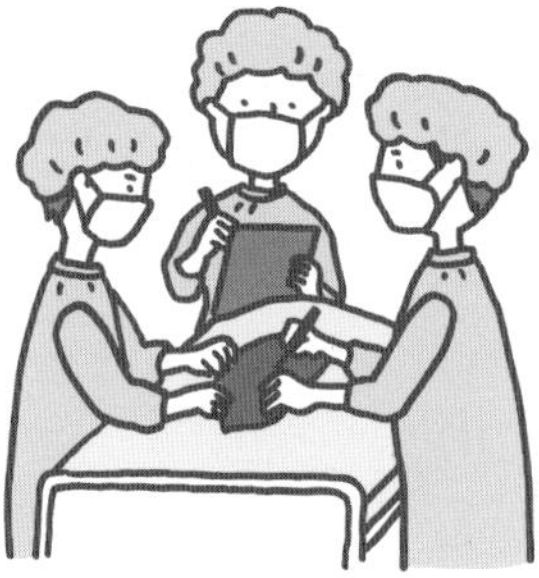

シミュレーション実習

学生は、まずさまざまな歯科医療《いりょう》技術を習得する必要があります。そのため歯学部には、訓練を行うためのシミュレーター（人体模型）が各種そろっています。実際に現場で使用するのと同じ歯科治療用《ちりょうよう》の機器もあり、むし歯をけずってつめものをつめる、入れ歯をつくって入れるなど、いろいろな技術のトレーニングができます。

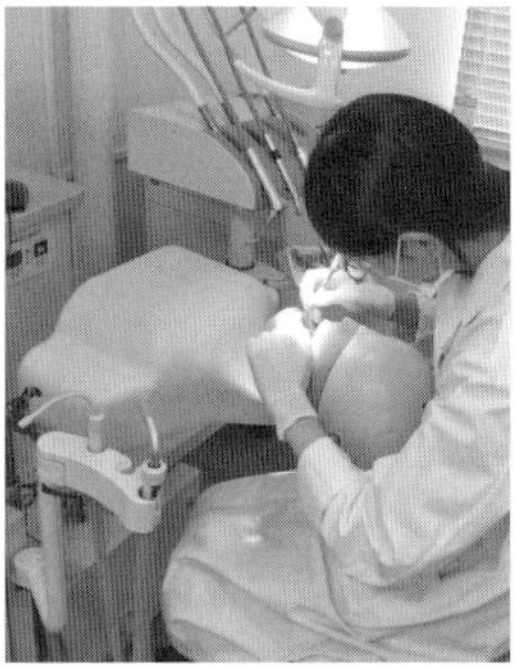

歯科の技術や知識を中心に、全身について学びます

歯学部では、歯や口のことだけを学ぶわけではありません。歯科医師は歯科が専門とはいえ、病気や障がいをもつ患者《かんじゃ》さんの治療《ちりょう》も行う必要があり、そのためには人間の全身について学ぶ必要があるからです。

授業の内容は広範囲《こうはんい》にわたり、歯科の専門的な知識や技術とともに、人体のしくみ、薬の働きといった医療《いりょう》に関する基礎《きそ》も学びます。教室での授業（講義）に加えて、実習が多いことが特徴です。

歯学部では医学部と同様に、解剖《かいぼう》実習も行います。人の体にメスを入れるという経験を通して、医療《いりょう》にたずさわる者としての責任を改めて自覚したという人も多いようです。

共用試験

共用試験は、学生の知識や技術を確認《かくにん》する、全国の歯学部共通の試験です。実際に患者《かんじゃ》さんに接する臨床《りんしょう》実習にのぞむには、この共用試験に合格しなければなりません。CBTというコンピューターを用いた試験で歯学の知識を、OSCE《オスキー》という実技試験で態度と技能を確認《かくにん》します。OSCE《オスキー》では、模擬《もぎ》患者《かんじゃ》を学生が診察《しんさつ》するようす、それまでに習得した技術を、評価者が採点します。

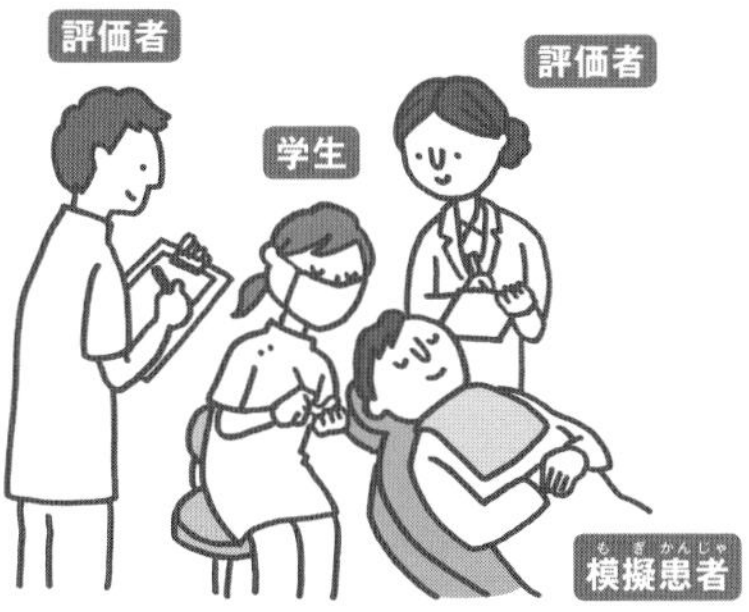

臨床《りんしょう》実習

現場での診療《しんりょう》を見学したり、診療《しんりょう》に参加したりする形で行う実習です。多くの場合、5年次から6年次にかけて、大学の付属病院などで実施《じっし》されます。学生は、患者《かんじゃ》さんの同意のもとに、指導医の指導・監督《かんとく》を受けながら、直接、歯科治療《ちりょう》を行うこともあります。現場での経験によって、歯科医師としての責任感や自覚も養われます。

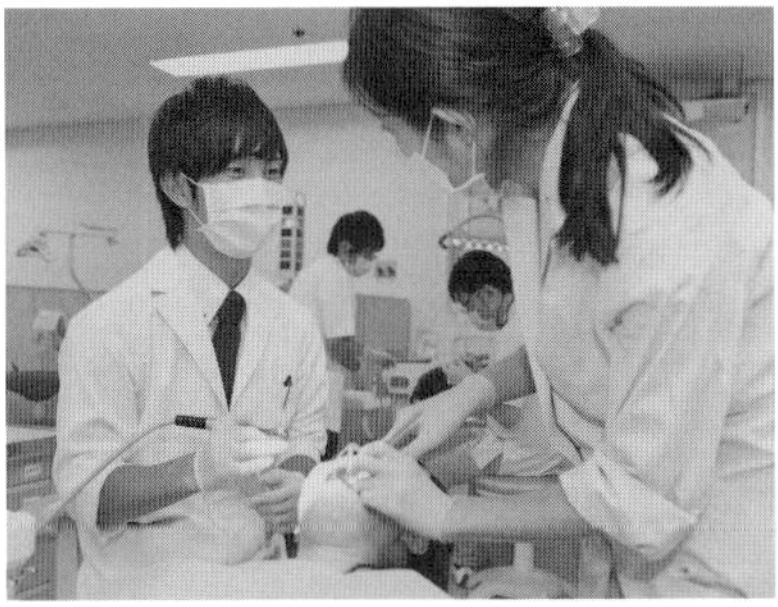

写真提供・取材協力：東京医科歯科大学

5~6年生では医療《いりょう》現場での臨床《りんしょう》実習が中心です

学年が進むにつれて、学ぶ分野は細かく専門的になり、内容も深くなっていきます。歯学部では、歯科治療《ちりょう》に必要な技術を身につけるためのさまざまな授業が用意されています。例えば、セメントなど歯科治療《ちりょう》に使う材料のあつかい方を学ぶ授業、つめものや入れ歯などを成型する授業、シミュレーター（人体模型）を使って、むし歯治療《ちりょう》のトレーニングを行う授業などがあります。

また、卒業前に、必ず臨床《りんしょう》実習を行います。患者《かんじゃ》さんとかかわりながら実践的《じっせんてき》な経験を重ね、コミュニケーション能力や総合的な診察《しんさつ》能力を養っていくのです。臨床《りんしょう》実習では、まだ歯科医師免許《めんきょ》をもたない学生が実際の診療《しんりょう》に参加することになるため、臨床《りんしょう》実習前に、患者《かんじゃ》さんの診療《しんりょう》にたずさわるのにふさわしい能力があるかどうかを確かめる共用試験が行われます。

? 歯学部の学費はどのくらい？

私立大学

- 入学金　0～150万円
（学校が独自に定めていて、国公立大学より安いケースも）

＋

- 学費（1年間）
190万～380万円
（大学によってかなり異なる。また、学年ごとに授業料がかわる場合もある）

＋

- 施設《しせつ》設備費
- 歯科教育充実《きょういくじゅうじつ》費
- 実験実習料
数十万円～
（各大学に開きあり。名目や金額が異なるほか、授業料にふくまれている大学も）

↓

6年間で
2,000万～3,500万円

国公立大学

- 入学金　約28万円

＋

- 学費（1年間）
約53.5万円
（法律で提示された標準額に合わせているところが多い）

＋

- 施設《しせつ》設備費
- 実験実習料
（歯学部だけで負担する費用はあまりないが、これから上がる可能性も）

↓

6年間で
約350万円くらい

国公立大学と私立大学では大きな差があります

歯学部の学費は、だいたい医学部と同程度です。国公立大学の歯学部と、私立大学の歯学部では、学費がかなりちがいます。

国公立大学の多くは、どの学部も学費が大きくはかわらないため、歯学部が特別に高額ということはありません。一方、私立大学は、学部によって学費が大きくちがい、歯学部では授業料だけでも1年間で200万円近くかかります。学費に加えて、学校によって施設《しせつ》設備費や実験実習料などの費用もあります。

ほかにも、教科書や参考書、実験に使う道具や白衣などをすべて買いそろえると、かなりの金額になります。

全国の歯学部のある大学

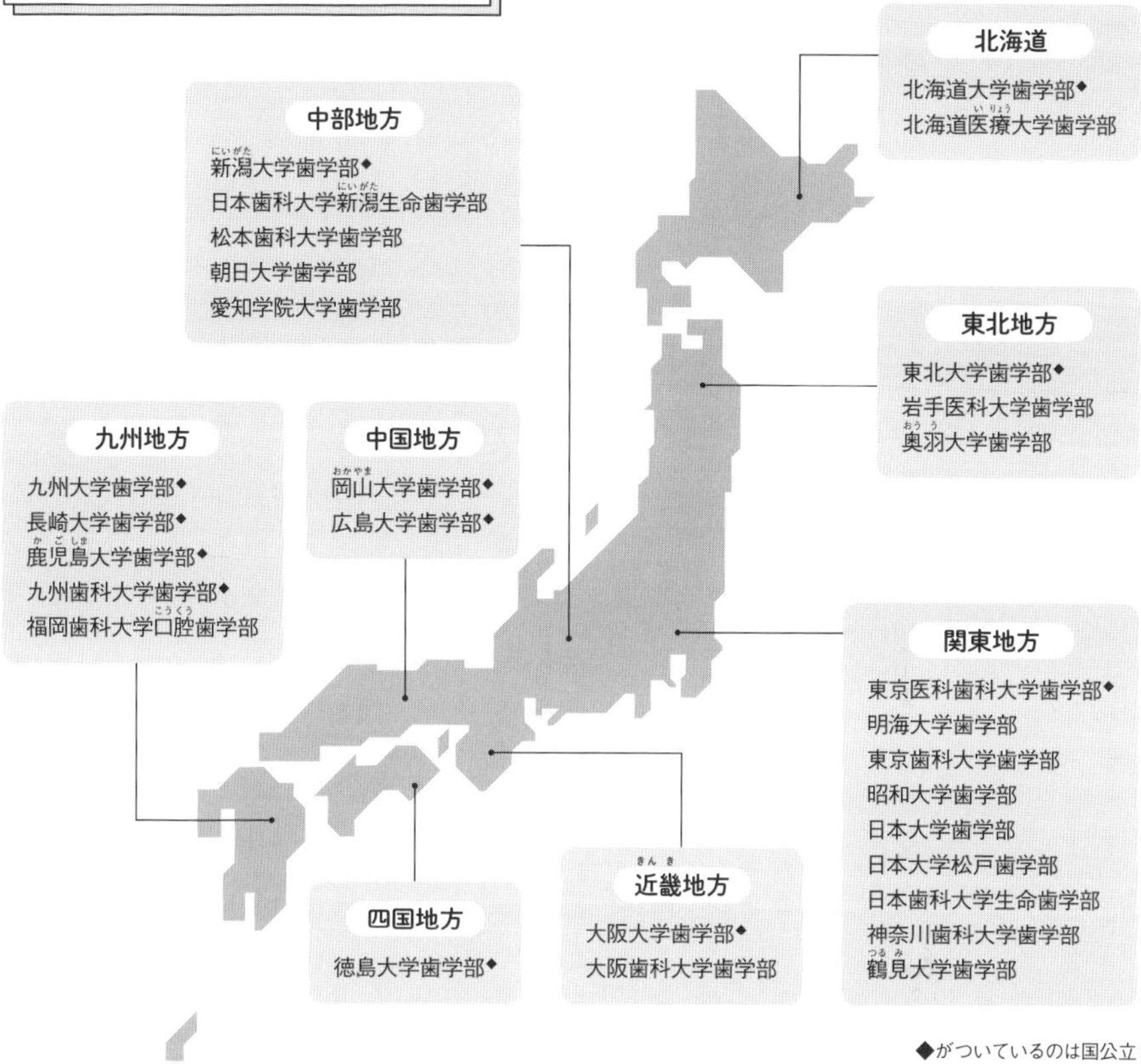

◆がついているのは国公立

歯学部のある大学は、国公立私立あわせて全国に29校

歯科医師になるための勉強ができる歯学部（生命歯学部、口腔《こうくう》歯学部をふくむ）がある大学は、国公立12校、私立17校、全国に計29校あります（2016年現在）。

医学部のある大学は、各都道府県に必ず1校ありますが、歯学部はすべての都道府県にはありません。家から遠い大学に通うことになった場合、一人暮らしをしたり、寮《りょう》に入ったりすることになるので、毎月の家賃や生活費なども必要です。

また、入学試験の倍率は、通いやすい都市部にある大学ほど高くなる傾向《けいこう》があります。そのため、自宅から通える距離《きょり》に学校があっても、学力によっては遠方の大学を受験しなければならない場合もあるでしょう。

学費については、ほかの学部と同様に、学校や民間団体、自治体などの各種奨学金《しょうがくきん》制度を利用することも可能です。

歯科医師に向いているのはどんな人？

向いている人の特徴《とくちょう》

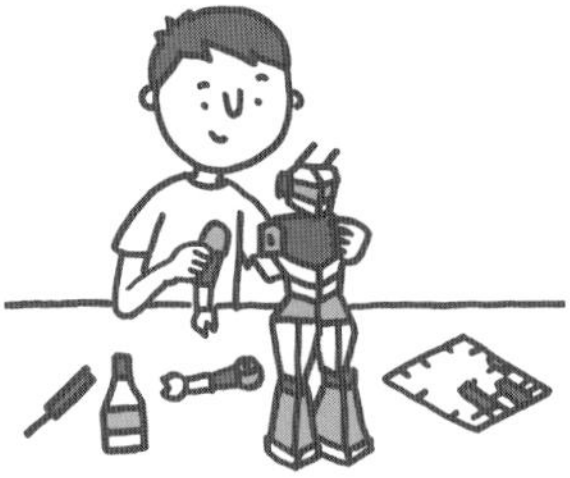

ていねいで集中力がある

歯科医師の仕事は、せまい口の中の治療《ちりょう》が中心。ていねいに細かい作業を行わなければならないため、高い集中力が求められます。

コミュニケーションが上手

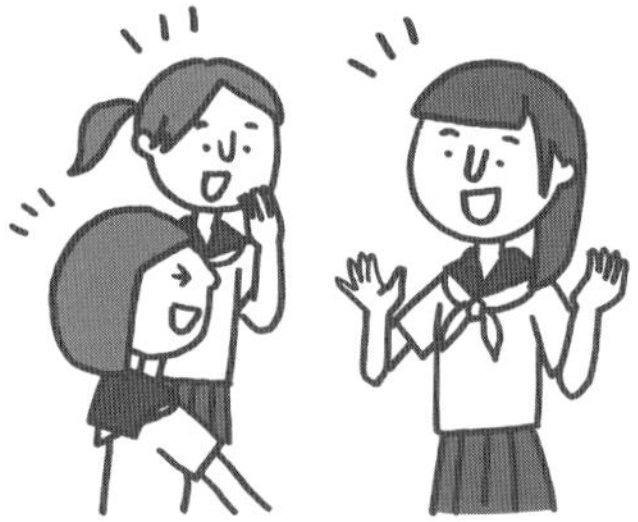

患者《かんじゃ》さんから症状《しょうじょう》を聞き出したり、治《ち》療《りょう》についてわかりやすく伝えたりするためには、コミュニケーション能力が必須《ひっす》。いっしょに働くスタッフとの連《れん》携《けい》にも役立ちます。

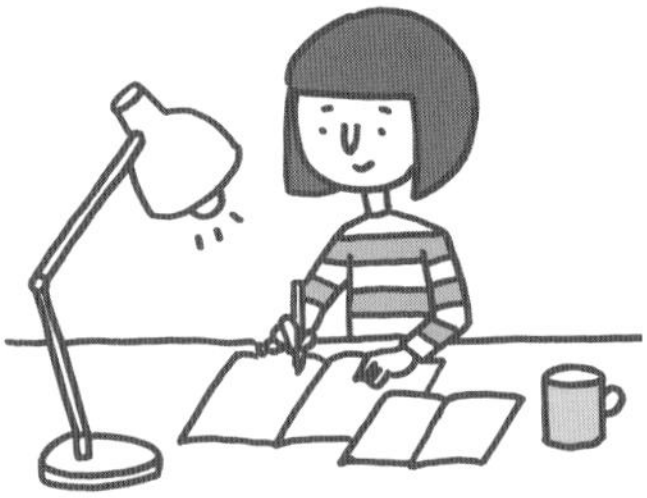

勉強熱心

歯科医療《いりょう》の世界は、新しい発見や技術の開発により、たえず進歩しています。向上心をもって知識や技術を学び続ける努力が欠かせません。

細かい作業を行う集中力に加え、コミュニケーション能力もだいじ

歯は一度けずってしまうと再生できないものなので、歯の治療《ちりょう》を行う歯科医師には、高い集中力が求められます。せまい口の中を治療《ちりょう》するため、ほおや舌を傷つけないようにも注意が必要です。ある程度、手先が器用な人のほうが向いている仕事といえますが、技術は訓練や経験を積むことによって上達していくので、それほど心配はいりません。

また、それぞれの患者《かんじゃ》さんに最適な治療《ちりょう》を行うために、最新の歯科医療《いりょう》の知識や技術を学び続ける姿勢が必要です。

患者《かんじゃ》さんや、いっしょに働く歯科衛生士、歯科技工士などと信頼《しんらい》関係を築くためには、コミュニケーション能力も不可欠です。

? 中学校・高等学校でやっておくといいことはある？

いかせる科目

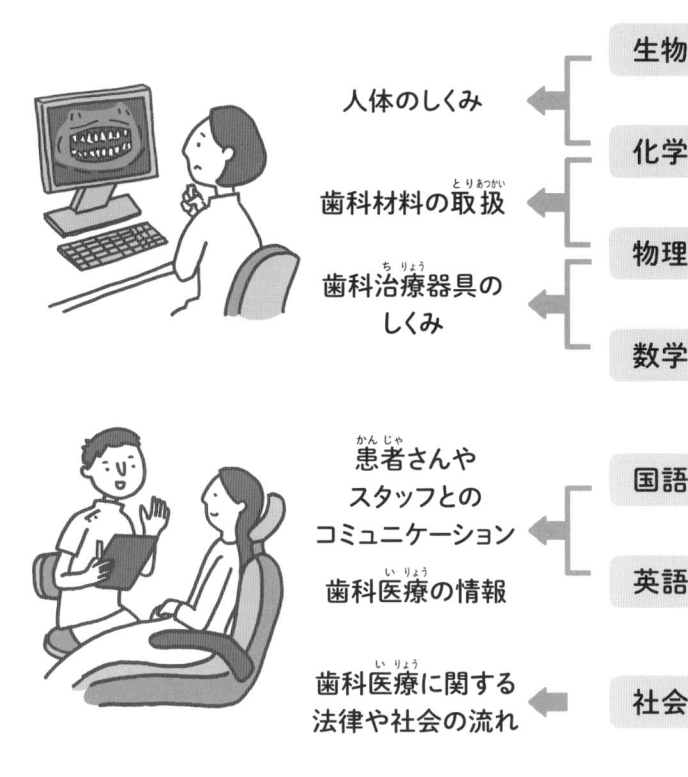

- 生物・化学 → 人体のしくみ
- 化学・物理 → 歯科材料の取扱《とりあつかい》
- 物理・数学 → 歯科治療《ちりょう》器具のしくみ

- 国語・英語 → 患者《かんじゃ》さんやスタッフとのコミュニケーション
- 国語・英語 → 歯科医療《いりょう》の情報
- 社会 → 歯科医療《いりょう》に関する法律や社会の流れ

歯学の基礎《きそ》となる理科のほかに、国語や英語も大切です

歯学の基礎《きそ》となる理科を特にしっかりと学んでおきましょう。生物は、大学に入ってから授業を理解するための土台となります。治療《ちりょう》に使う材料や薬品、器具の取扱《とりあつかい》には、化学や物理、数学の知識も必要です。

理系の科目だけでなく、患者《かんじゃ》さんに治療《ちりょう》の内容を説明したり、患者《かんじゃ》さんの話を聴いて症状《しょうじょう》を正しく理解したりするためには、国語の勉強も役に立ちます。また、歯科医療《いりょう》の最新情報は海外から発信される場合も多く、国際化が進んだ今、コミュニケーションのためにも、英語を身につけておくとよいでしょう。世の中のしくみや歴史も知っておく必要があるので、社会の授業も役に立ちます。

？ 歯科医師と医師はどうちがうの？

歯科医師は…

- 歯科医療《いりょう》と保健指導をつかさどることによって、公衆衛生の向上と増進に寄与《きよ》し、国民の健康な生活を確保する（歯科医師法）
- 歯科のみ診療《しんりょう》できる
- 歯学部で６年間学び、歯科医師国家試験に合格すると資格がとれる
- 臨床《りんしょう》研修期間は１年

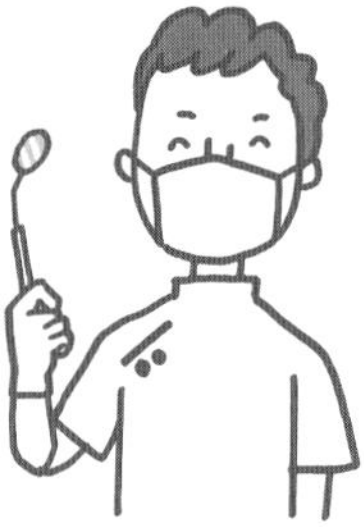

医師は…

- 医療《いりょう》と保健指導をつかさどることによって、公衆衛生の向上と増進に寄与《きよ》し、国民の健康な生活を確保する（医師法）
- 歯科以外のすべての診療科《しんりょうか》を診療《しんりょう》できる
- 医学部で６年間学び、医師国家試験に合格すると資格がとれる
- 臨床《りんしょう》研修期間は２年

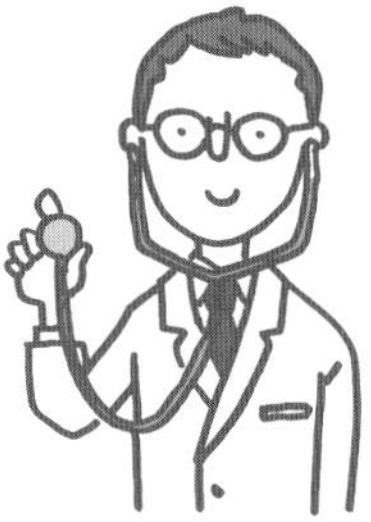

歯科医師と医師は別の資格。医師には歯科診療《しんりょう》はできません

明治時代の初めごろまでは、「歯科医師」という資格が法的に存在しなかったため、歯科をふくめたすべての診療科《しんりょうか》を、医師が診療《しんりょう》していました。しかし現在では、医師免許《めんきょ》と歯科医師免許《めんきょ》はそれぞれ別々の国家資格となっています。ですから、医師が歯科の治療《ちりょう》をすることは認められていません。歯科に特化した専門的な知識や特殊《とくしゅ》な技術を勉強し、歯科医師免許《めんきょ》を得た人だけが、歯科診療《しんりょう》を行うことができるのです。

当然、免許《めんきょ》がちがうため、歯科医師は歯科以外の診療《しんりょう》を行うことはできません。ただし、歯科の治療《ちりょう》に関係する範囲《はんい》であれば、全身麻酔《ますい》や呼吸管理などもできます。

口の中の病気が全身に与《あた》える影響《えいきょう》

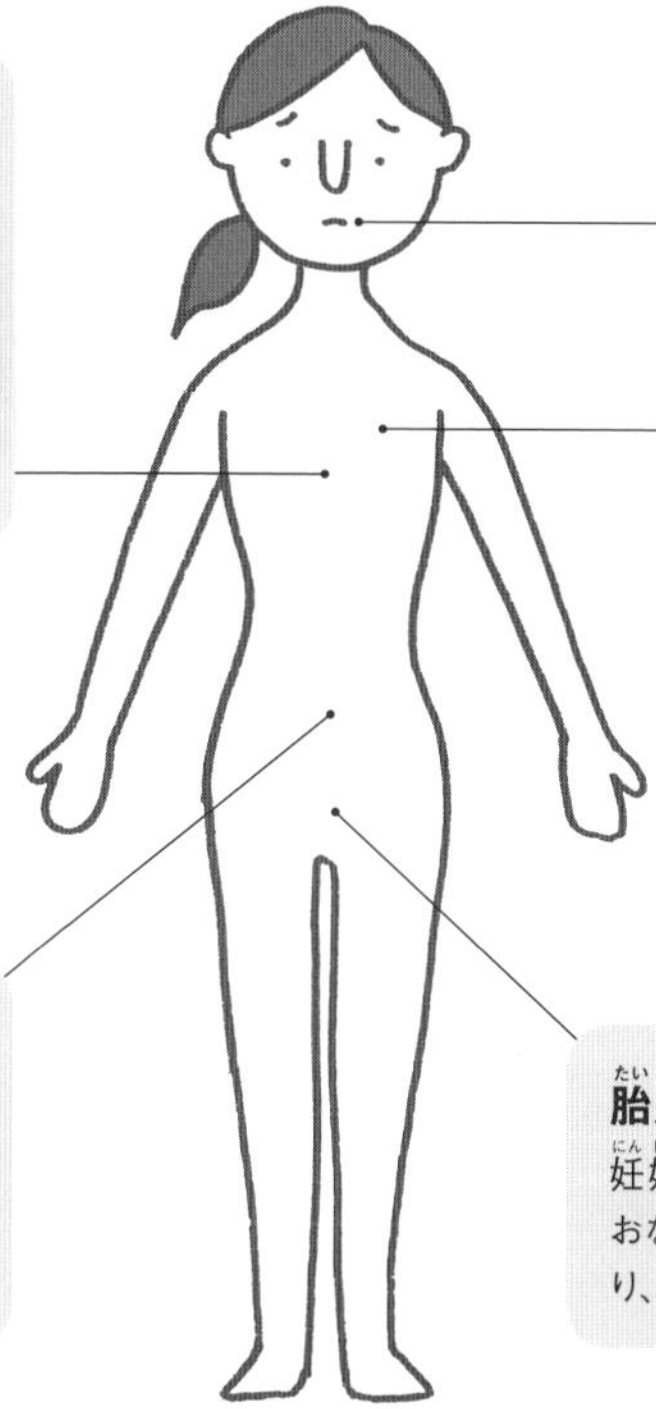

心筋梗塞《しんきんこうそく》

心筋梗塞《しんきんこうそく》は血管がつまって起こる病気。歯周病がひどくなると、血液に菌《きん》が入りこんで、血管をせばめる作用をうながす。これにより、血管がつまりやすくなる。

がん

口の中にできたがん（口腔《こうくう》がん）は、進行すると体のほかの部分に移ったり、広がったりすることがある。

肺炎《はいえん》（誤嚥性肺炎《ごえんせいはいえん》）

口の中の菌《きん》が気管に入りこみ、肺《はい》に達すると、炎症《えんしょう》を起こして肺炎《はいえん》になる（35ページ）。

糖尿病《とうにょうびょう》

歯周病による炎症《えんしょう》で発生する物質が、血糖値《けっとうち》をおさえる物質の働きを弱め、糖尿《とうにょう》病《びょう》を引き起こす。

胎児《たいじ》の低体重や早産

妊娠中《にんしんちゅう》の女性が歯周病になると、おなかの赤ちゃんが小さく生まれたり、早産になったりすることがある。

歯科医師は、歯科の観点から全身の健康を守ります

歯科医師は、歯や歯ぐきの病気だけでなく、口周辺の病気やケガも診療《しんりょう》します。がん、関節の異常、骨折なども、歯が原因だったり、口周辺に関連していたりすれば、歯科医師が担当するのです。必要な場合は、歯科医師が手術を行うこともあります。

歯や歯ぐきの病気は、口の中だけでなく、全身に影響《えいきょう》をおよぼします。例えば、歯周病は、心筋梗塞《しんきんこうそく》などの心臓《しんぞう》の病気や、糖尿病《とうにょうびょう》を引き起こす原因にもなるといわれています。口の中に発生したがんが進行して、鼻やのど、目、肺《はい》などに広がることもあります。そのため、歯科医師は全身についての基本的な知識ももっていなければなりません。全身に影響《えいきょう》がおよぶ病気の場合、歯科医師は歯科の専門的な観点をいかしつつ、それぞれの領域を専門とする医師と連携《れんけい》・協力して治療《ちりょう》にあたります。

? 歯科医師ってどのくらいいるの？

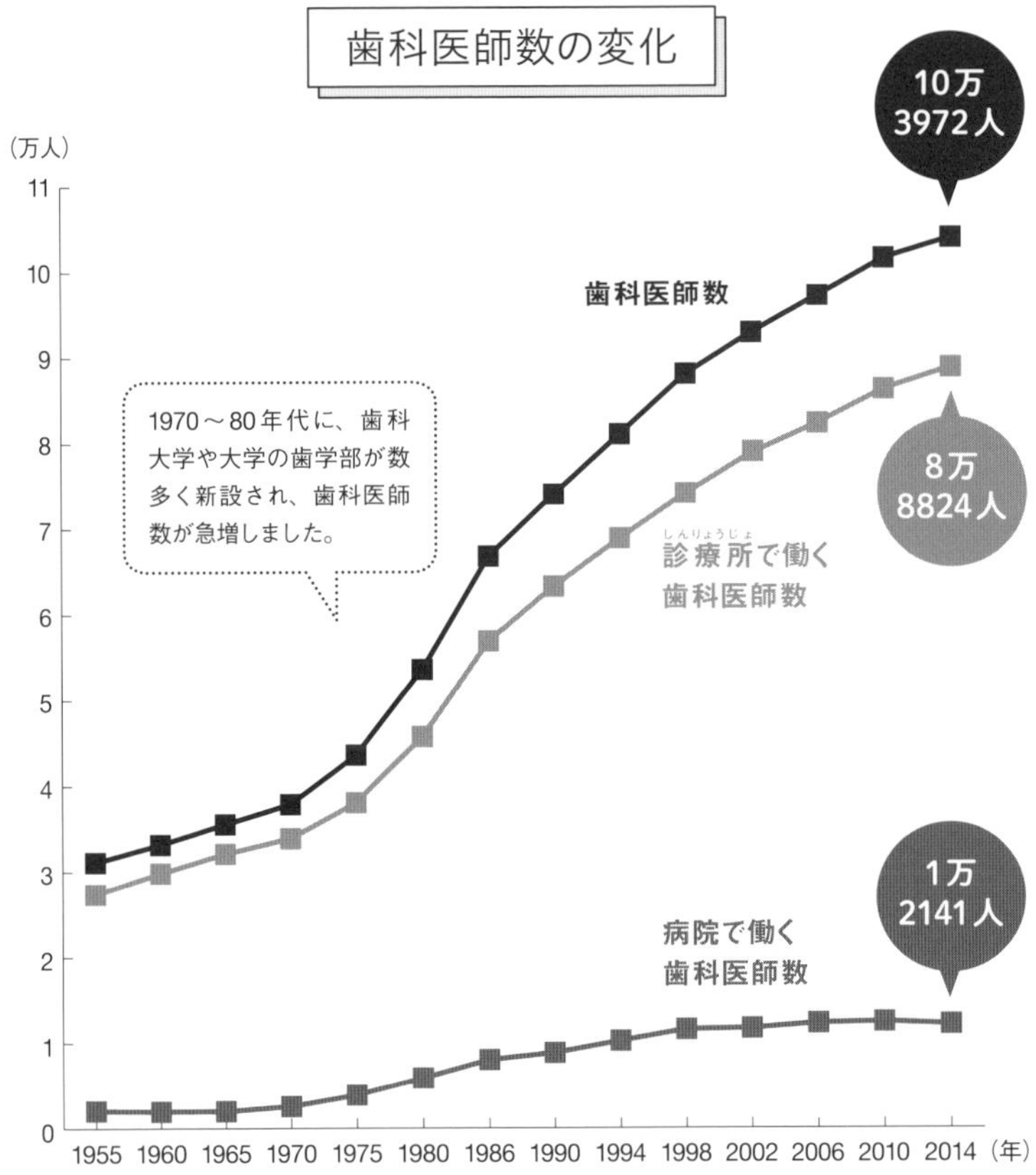

厚生労働省「平成26年 医師・歯科医師・薬剤師調査」（2015年）より

歯科医師の数は毎年増加。全国でおよそ10万人ほどです

歯科医師は全国に約10万人。医師の数の3分の1ほどですが、医師の場合は、眼科や皮膚科《ひふか》などもふくめたすべての診療科《しんりょうか》の医師の合計数なので、歯科のみの診療《しんりょう》を行う歯科医師が10万人というのは、数としてはかなり多いと考えられています。

歯科医師の数は1970～1980年代に急増しました。生活の変化によって国民の間にむし歯が多発して、歯科医師不足が問題となったことを受け、国が歯科医師を増やす政策をとったためです。歯学部を一気に増やしたことで、必要な人数は確保できました。今では、人口に対して歯科医師が増えすぎないようにする政策がとられています。

歯科医師の男女別・年齢別《ねんれいべつ》割合

厚生労働省「平成26年 医師・歯科医師・薬剤師調査」(2015年)より

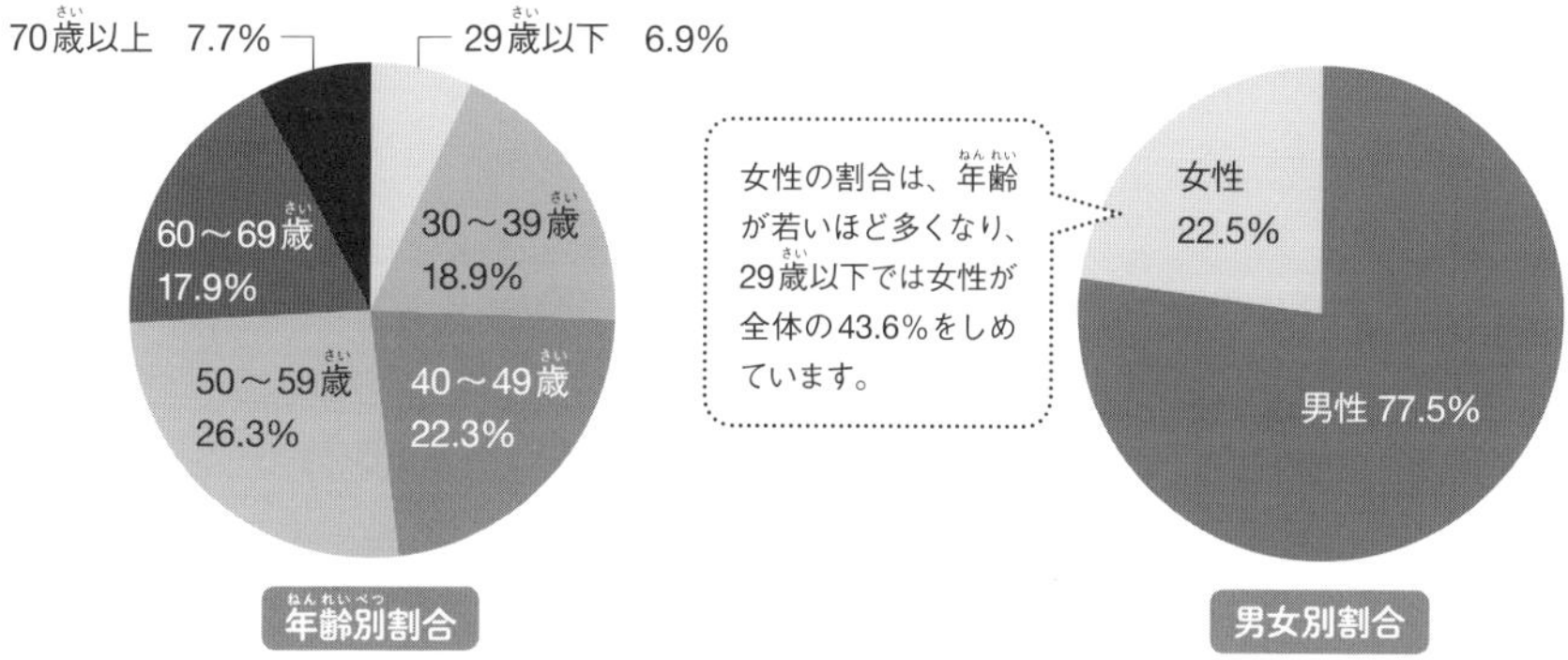

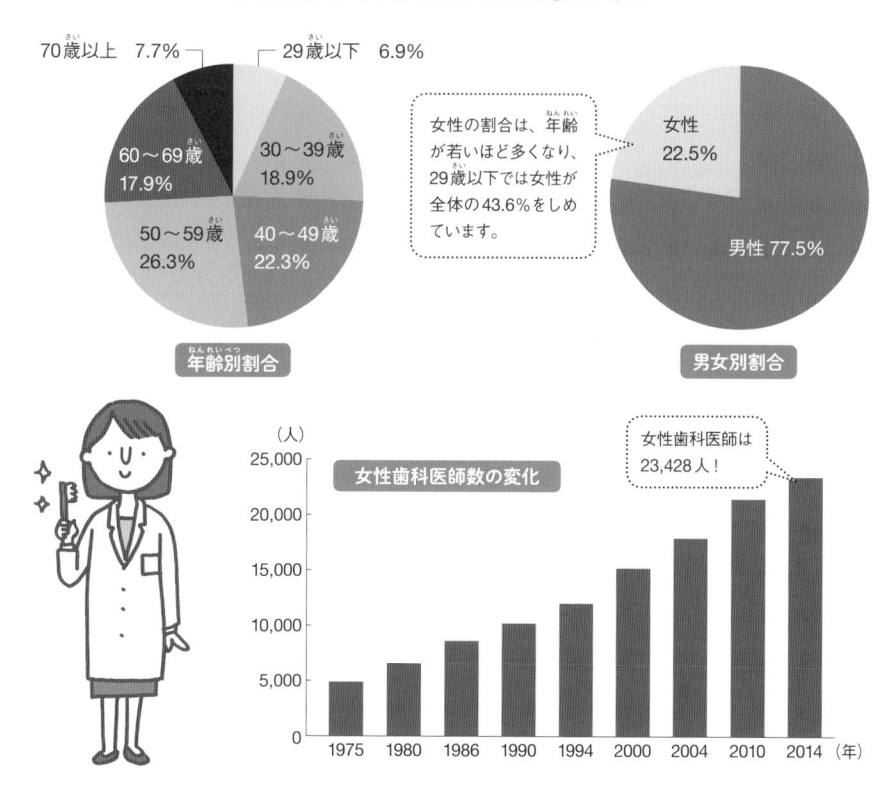

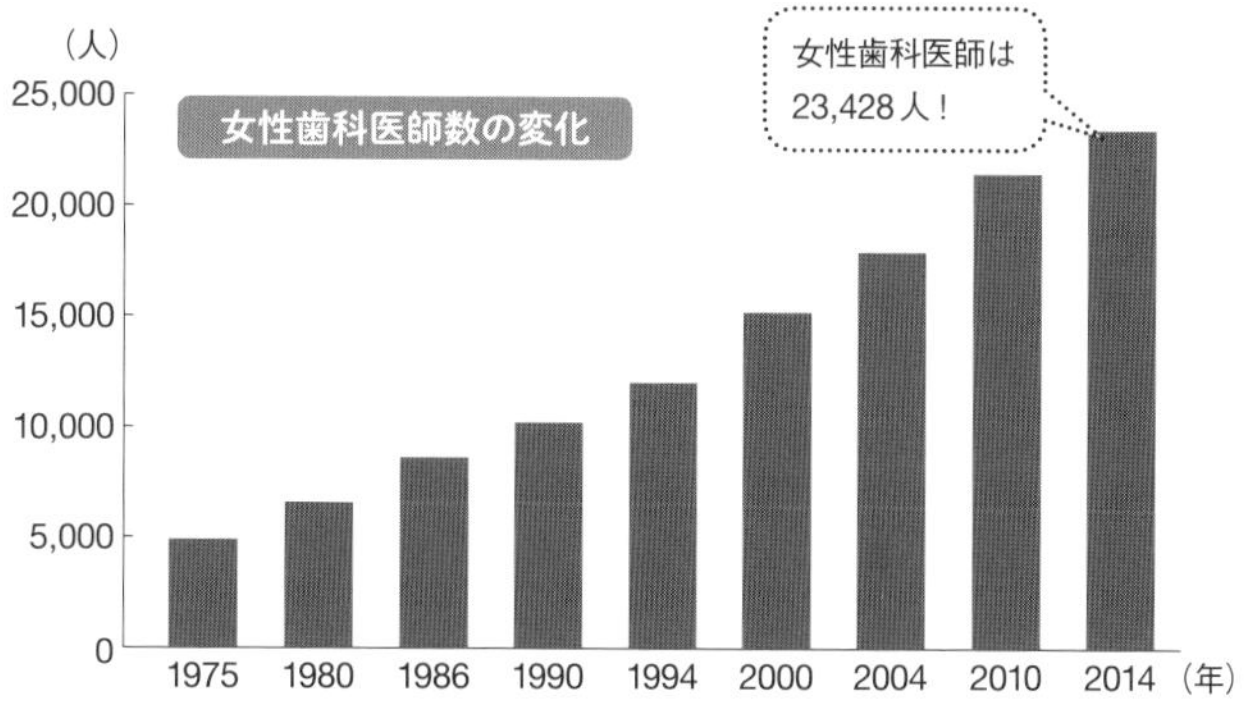

若い世代を中心に、女性歯科医師も増加中！

歯科医師の数を性別に見てみると、割合としては男性が多いことがわかります。女性の歯科医師は全国に2万3428人で、全体の4分の1未満。さらに、自ら診療所《しんりょうじょ》を開設している開業歯科医の数で比べると、女性は男性の10分の1ほどにとどまります。

しかし、女性の割合は、若い世代になるほど増えており、29歳《さい》以下では43・6％にものぼっています。歯科医師の仕事は、フルタイムでの勤務に限らずさまざまな働き方ができるため、結婚《けっこん》や出産によるライフスタイルの変化が多い女性にとっても、働きやすいものだといえそうです。

男女を合わせた年齢別《ねんれいべつ》では、50代が最も多く、全体の4分の1以上をしめています。また、60歳以上で活躍《かつやく》している人も25％を超《こ》えており、歯科医師は年齢《ねんれい》に関係なく一生続けられる仕事であることがわかります。

?

歯科医師はどんなところで活躍《かつやく》しているの？

歯科医師が活躍《かつやく》する場所とその割合

厚生労働省「平成26年医師・歯科医師・薬剤師調査の概況」（2014年）より作成

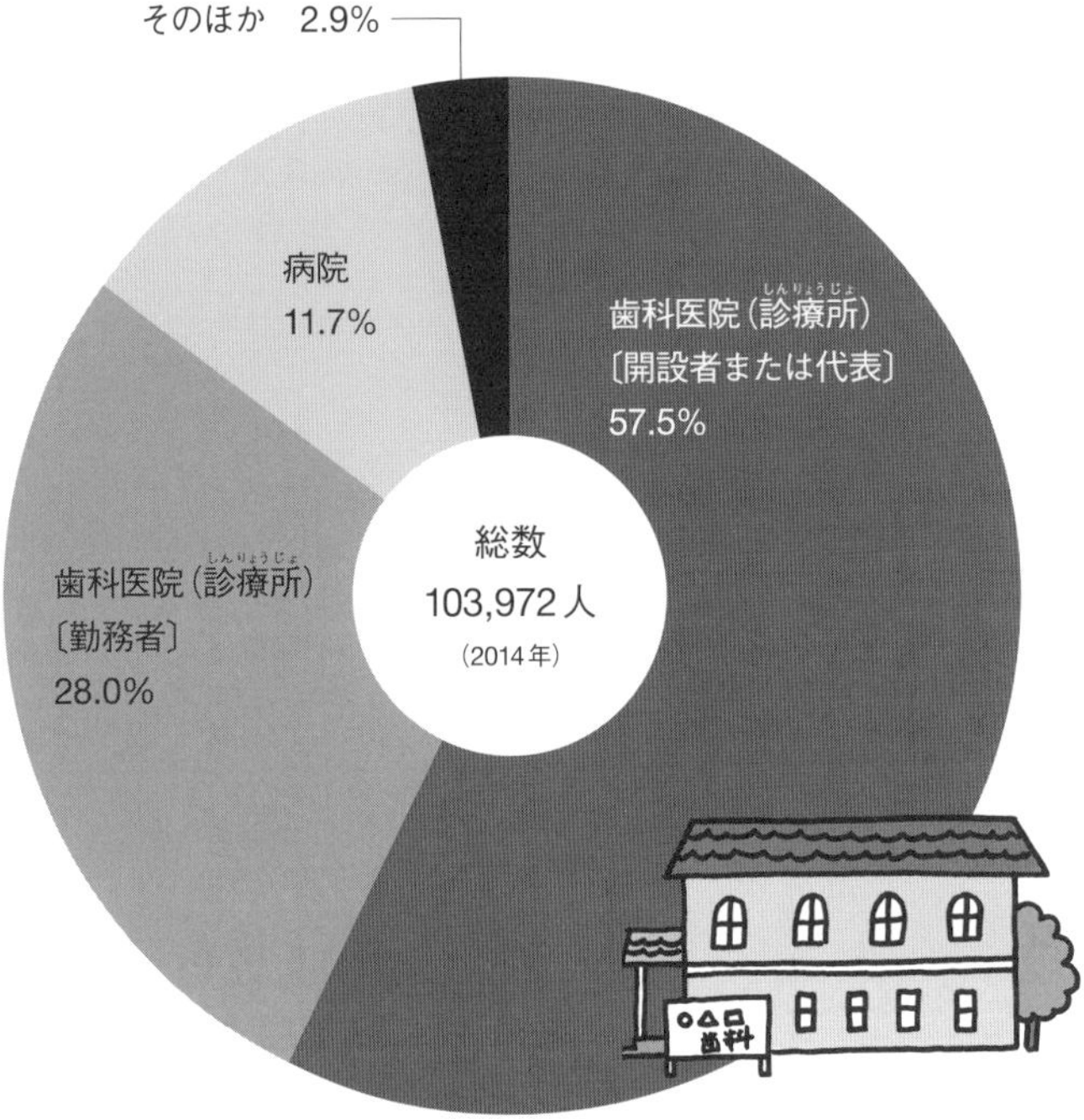

半数以上の歯科医師が開業歯科医として働いています

歯科医師の多くは、歯科医院（診療所《しんりょうじょ》）か病院で働いています。なかでも、自分で歯科医院を経営している開業歯科医の割合が最も多く、半数以上をしめます。歯科医院に勤務する人とあわせると、歯科医師の85％以上が歯科医院で働いていることになります。これに対し、病院に勤める歯科医師は圧倒《あっとう》的《てき》に少なく、全体の1割ほどです。

働く場所によって、仕事内容にもちがいがあります。開業歯科医の場合、患者《かんじゃ》さんの診療《しんりょう》以外に、スタッフや設備の管理など、経営者としての役割もあります。大学病院に勤める場合は、歯科医療《いりょう》の研究や学生・研修医の教育・指導なども仕事にふくまれます。

歯科のさまざまな専門分野

● **歯科口腔外科《こうくうげか》**

舌のがんやあごの骨折などの外科的《げかてき》な手術をあつかう

● **歯科麻酔科《ますいか》**

歯科手術における全身麻酔《ますい》や呼吸管理に対応する

● **歯科放射線科**

おもに歯やあごのレントゲン写真などの画像診断《しんだん》を行う

● **歯科補綴科《ほてつか》**

つめものや入れ歯などで、歯が失われた部分の見た目やかみ合わせを補う

● **歯周病科**

おもに歯ぐきや歯を支える骨などの病気を治療《ちりょう》する

● **歯科**

むし歯などの一般的《いっぱんてき》な治療《ちりょう》を行う

● **矯正《きょうせい》歯科**

歯並びの矯正《きょうせい》や、かみ合わせの調整などを行う

● **小児《しょうに》歯科**

子どもの歯科治療《ちりょう》や予防指導を中心に行う

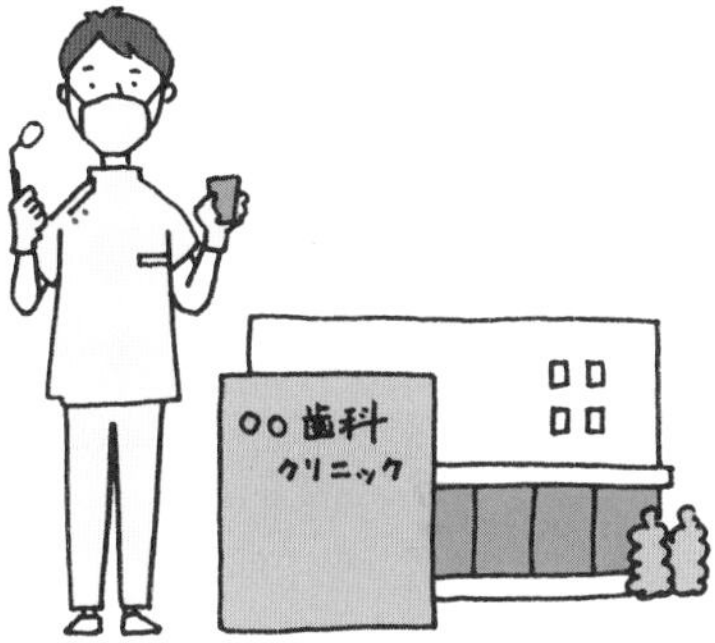

歯科医師はさまざまな専門分野で活躍《かつやく》

医師の専門分野が外科《げか》、内科、眼科、皮膚《ひふ》科《か》などさまざまな診療科《しんりょうか》に分かれているのと同じように、歯科の中にもさまざまな専門分野があります。歯科医院が看板にかかげている診療科名《しんりょうかめい》として、最も多いのは、一般的《いっぱんてき》な歯科治療《ちりょう》をする「歯科」ですが、これとあわせて、特に歯列矯正《きょうせい》や子どもの歯の治療《ちりょう》に力を入れている歯科医院では、「矯正《きょうせい》歯科」や「小児《しょうに》歯科」という診療科名《しんりょうかめい》をかかげています。そのほかにも、さまざまな専門分野をもつ歯科医師がいます。

病院には、歯や口の周りの手術を担当する「歯科口腔外科《こうくうげか》」のほか、「歯科麻酔科《ますいか》」「歯科放射線科」などが置かれ、歯やその周辺の病気に幅広《はばひろ》く対応しています。「高齢者《こうれいしゃ》歯科」や「障がい者歯科」などを設け、対象とする患者《かんじゃ》さんの状態に合わせた専門的な診療《しんりょう》を行う病院もあります。

地域での歯科保健活動など

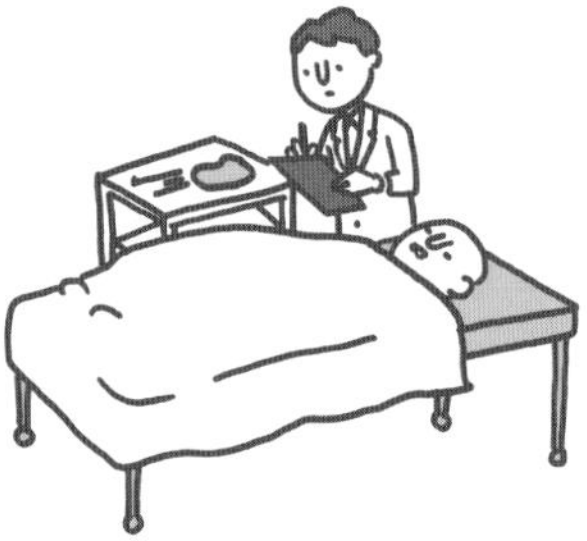

学校歯科医

- 大学以外の学校で子どもの歯科健康診断《しんだん》、歯や口の病気に関する健康相談や保健指導などを行う
- 文部科学省や地域の教育委員会から任されて務める

警察歯科医

- 歯科医師会に所属する歯科医師が、専門研修を修了《しゅうりょう》したあと、警察歯科医として登録
- 警察からの要請《ようせい》があった際に、身元不明者の特定などに協力する

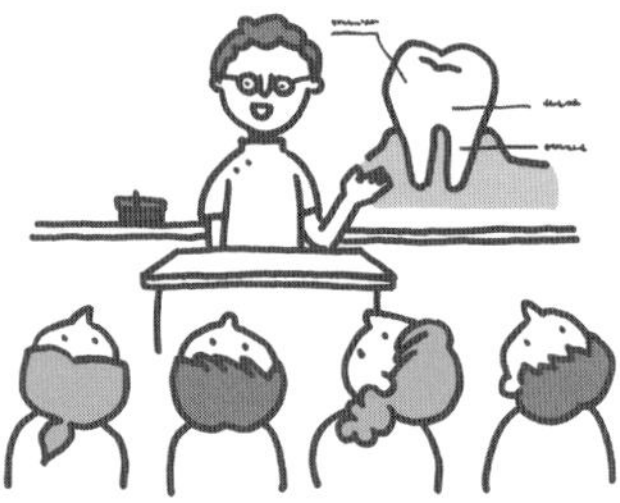

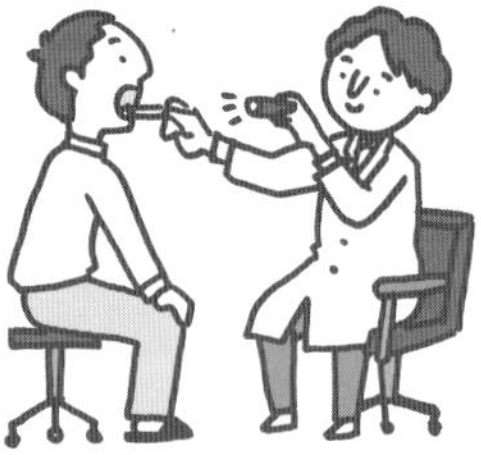

産業歯科医

- 法律で定められた有害な物質が発生する場所で働く人たちの歯科健診《けんしん》を行う
- 管理者に歯の健康障がいを防止するため必要な事項を勧告《かんこく》することができる
- 企業《きぎょう》と契約《けいやく》する

歯科医院や病院以外の場所でも、地域の歯科医療《いりょう》などに貢献《こうけん》

歯科医師の中には、歯科医院や病院に勤務しながら、自治体や学校などと連携《れんけい》して地域の歯科医療《いりょう》にとり組む人もいます。

「学校歯科医」は、子どもたちの歯や口の健康づくりに関する活動を行います。学校での歯科健診《けんしん》を行うことはもちろん、養護教《きょう》諭《ゆ》などと協力して、子どもたちにむし歯や歯周病を予防する歯のみがき方を教えたり、食生活の指導をしたりするのも、学校歯科医の仕事です。

「警察歯科医」は、警察からの要請《ようせい》に応じて、捜査《そうさ》に協力します。災害や事件・事故で亡《な》くなった人の身元を、遺体の歯や口の中の状態から特定するなど、歯科医師としての知識と技術で、警察の捜査《そうさ》を助けます。

「産業歯科医」は、有害な物質が発生する場所で働く人の健康を、歯科の観点から守る仕事です。

さらにこんな場所でも

スポーツの分野で…

スポーツデンティストは、歯科の観点から国民のスポーツ活動を支える、スポーツ歯科の専門家です。スポーツによる歯や口のケガの防止、スポーツ活動に影響《えいきょう》をおよぼす歯と口の健康管理、また、歯や口のケアによる競技能力の向上にとり組んでいます。スポーツの分野では、今後ますます歯科医師の活躍《かつやく》が期待されます。

スポーツデンティストのおもな仕事

- スポーツ選手の歯科健診《けんしん》と管理
- 競技活動を考慮《こうりょ》したうえでの歯科治療《ちりょう》
- 競技中に起きた口の周りのケガの治療《ちりょう》
- ケガを防ぐマウスガードの製作、調整

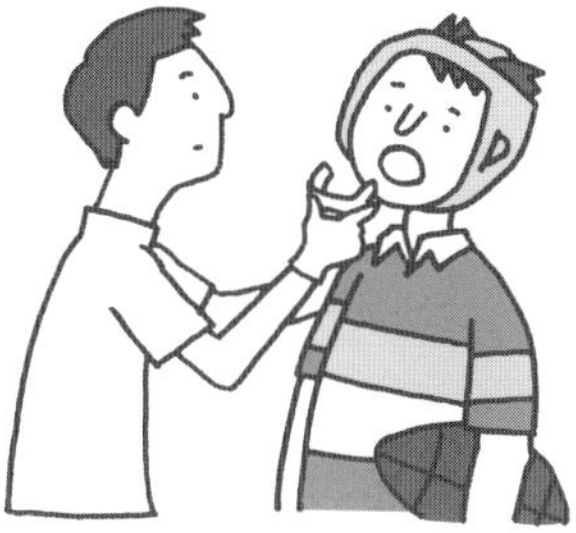

大学や研究所で…

省庁や行政機関で…

医療《いりょう》関連企業《きぎょう》で…

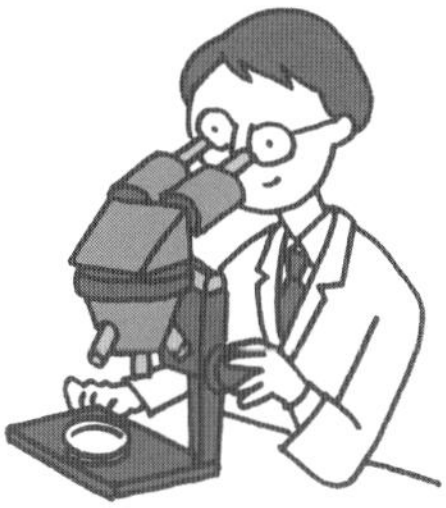

スポーツの分野や教育・研究、企業《きぎょう》などで活躍《かつやく》する道も

歯科医師はスポーツの分野でも大切な役割をになっています。スポーツの競技中に、事故で歯やあごにケガを負うことは少なくありません。また、人間は歯を食いしばることで大きな力を発揮できますが、かみ合わせが悪かったり、むし歯があったりすると、痛みで本来の力を出しきることができなくなることがあります。これらをケアするスポーツ歯科専門の歯科医師がスポーツデンティストです。プロからアマチュアまで、スポーツをする人の歯や口のケガの防止、健診《けんしん》や治療《ちりょう》にとり組み、スポーツの現場を支えています。

ほかにも、大学で歯科医療《いりょう》の教育や研究にたずさわる人、厚生《こうせい》労働省や保健所などの行政機関で人びとの健康を守る仕事にかかわる人、企業《きぎょう》で歯科の知識をいかして研究・開発を行う人など、歯科医師にはさまざまな活躍《かつやく》の場があります。

?

歯科医師はどうキャリアアップしていくの？

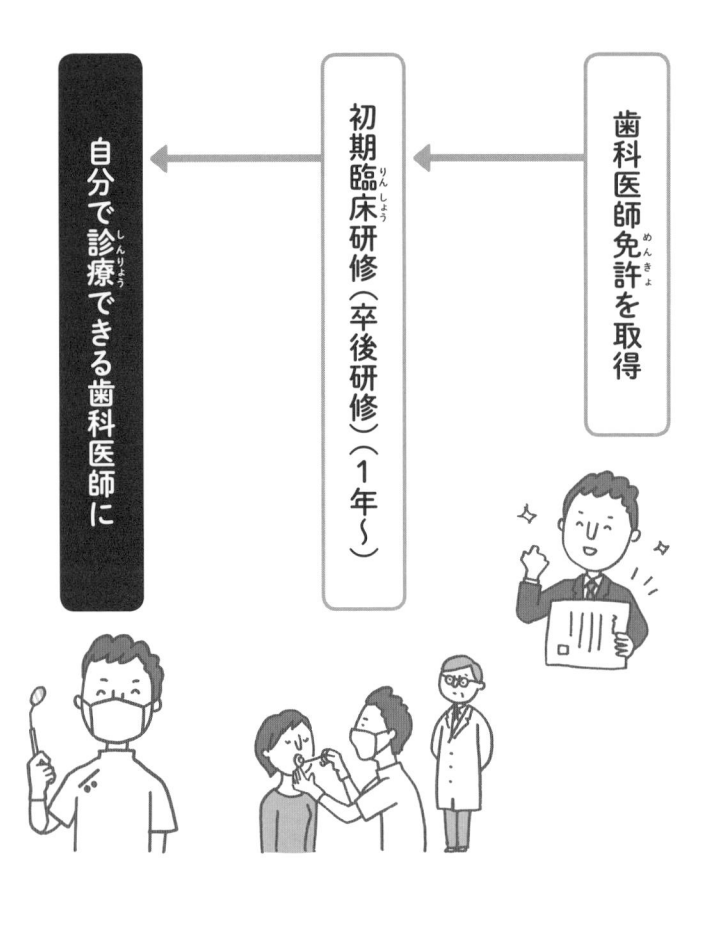

歯科医師免許《めんきょ》を取得

→

初期臨床《りんしょう》研修（卒後研修）（1年～）

→

自分で診療《しんりょう》できる歯科医師に

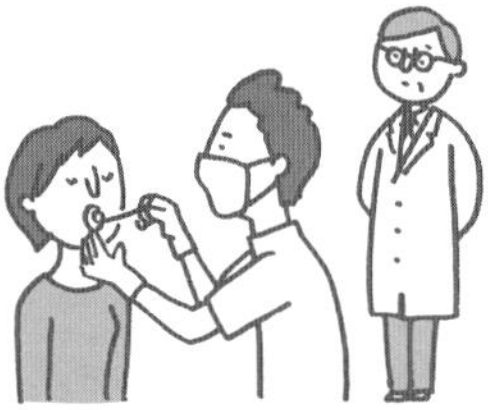

歯科医師免許《めんきょ》取得後、1年以上の初期臨床《りんしょう》研修が必須《ひっす》

歯科医師として正式に仕事に就《つ》くためには、国家試験に合格したあと、1年以上の初期臨床《りんしょう》研修（卒後研修）が義務づけられています。研修先は、研修希望者と医療《いりょう》機関との希望をふまえて決定されます。新人歯科医師は、指導歯科医の監督《かんとく》のもと、実際の患《かん》者《じゃ》さんの診察《しんさつ》や治療《ちりょう》にたずさわり、歯科医師としての人格を養うとともに、基本的な診療《しんりょう》能力を身につけます。研修歯科医として医《い》療《りょう》機関で働きながら研修を受けることになるため、研修中は給料が支払《しはら》われます。

初期臨床《りんしょう》研修は一つの施設《しせつ》で修了《しゅうりょう》する場合もあれば、複数の施設《しせつ》で数か月ずつの研修を行う場合もあります。

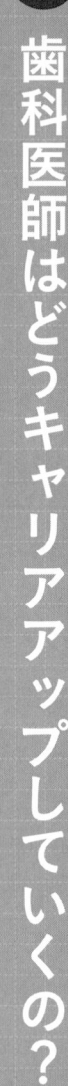

認定医《にんていい》・専門医になるまでのステップ

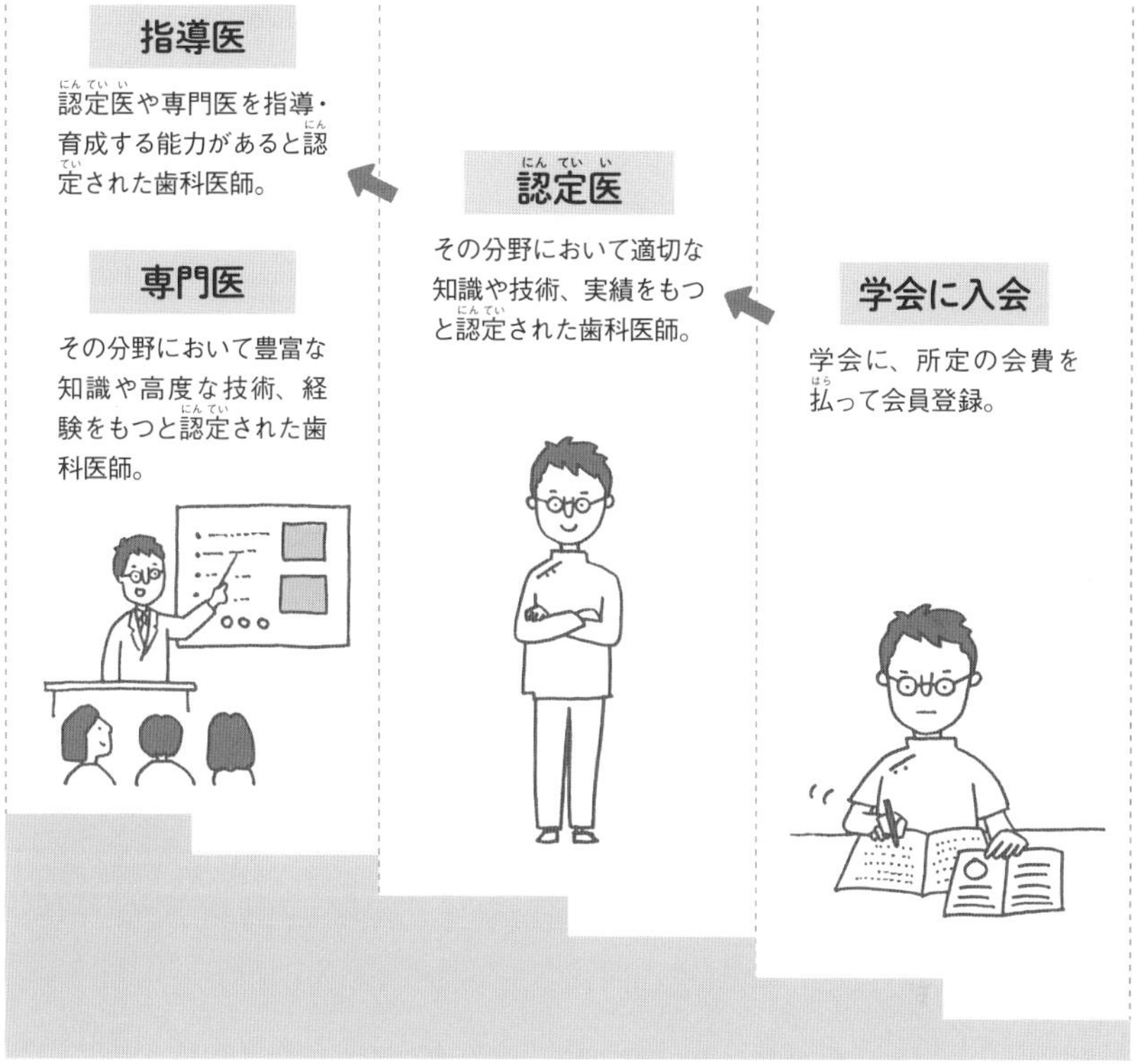
指導医
認定医《にんていい》や専門医を指導・育成する能力があると認《にん》定《てい》された歯科医師。
専門医
その分野において豊富な知識や高度な技術、経験をもつと認定《にんてい》された歯科医師。
認定医《にんていい》
その分野において適切な知識や技術、実績をもつと認定《にんてい》された歯科医師。
学会に入会
学会に、所定の会費を払《はら》って会員登録。

専門性を高め、学会の認定医《にんていい》や専門医を目指す人も

初期臨床《りんしょう》研修を修了《しゅうりょう》すると、自分だけで歯科診療《しんりょう》を行うことが認められ、正式な歯科医師としてのキャリアがスタートします。その後も、現場での診療《しんりょう》と並行《へいこう》して、自分の得意とする分野、患者《かんじゃ》さんの診療《しんりょう》のために重要だと思われる分野について学び続け、専門性を高めていく必要があります。

キャリアアップの道の一つとして、歯科系学会に所属して、認定医《にんていい》や専門医、指導医の資格を得る方法があります。専門分野ごとにさまざまな学会があり、所属する歯科医師に対して、各分野の認定医《にんていい》、専門医などの資格を認定《にんてい》しています。認定《にんてい》までのステップは学会によって異なりますが、数年の実務経験や、指定された機関での研修、論文や研究の実績などが必要です。専門性をいかして、ほかの歯科医師を指導したり、研究を深めたりして、活躍《かつやく》する道も開けます。

？ 収入はどのくらい？ 就職はしやすいの？

年収を比べてみると…

職種別平均収入

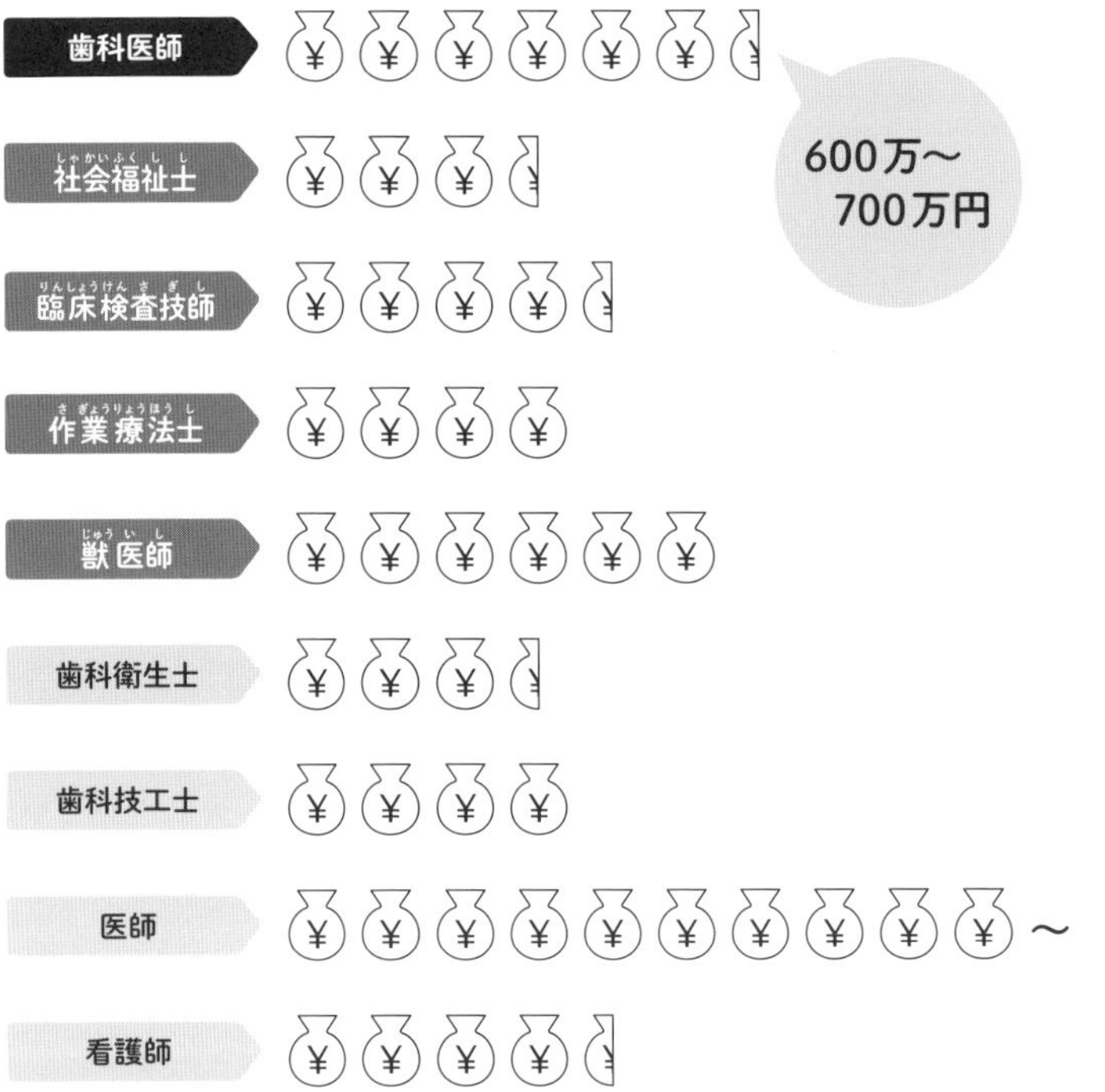

歯科医師
600万～
700万円
社会福祉士《しゃかいふくしし》
臨床検査技師《りんしょうけんさぎし》
作業療法士《さぎょうりょうほうし》
獣医師《じゅういし》
歯科衛生士
歯科技工士
医師
～
看護師

平均収入はかなり高め。ただし、歯科医師の中でも格差が

２０１５年の厚生《こうせい》労働省の調査によると、歯科医師の平均年収は約６５０万円。日本人全体の平均年収が４１５万円であることから考えると、かなりの高収入といえます。

もちろん、勤務先や経験年数によって、収入額は異なります。特に、自ら歯科医院を開設し、経営している開業歯科医の場合は、経営状態によって収入に大きな差があります。年収が１０００万円を超《こ》えるケースもある一方で、経営が厳しい歯科医院も少なくないのが現実です。治療《ちりょう》に役立つ新しい知識や技術をとり入れ、患者《かんじゃ》さんの信頼《しんらい》を得る努力をし続けることはもちろん、経営についても学ぶ必要があります。

就職のしやすさを比べてみると…

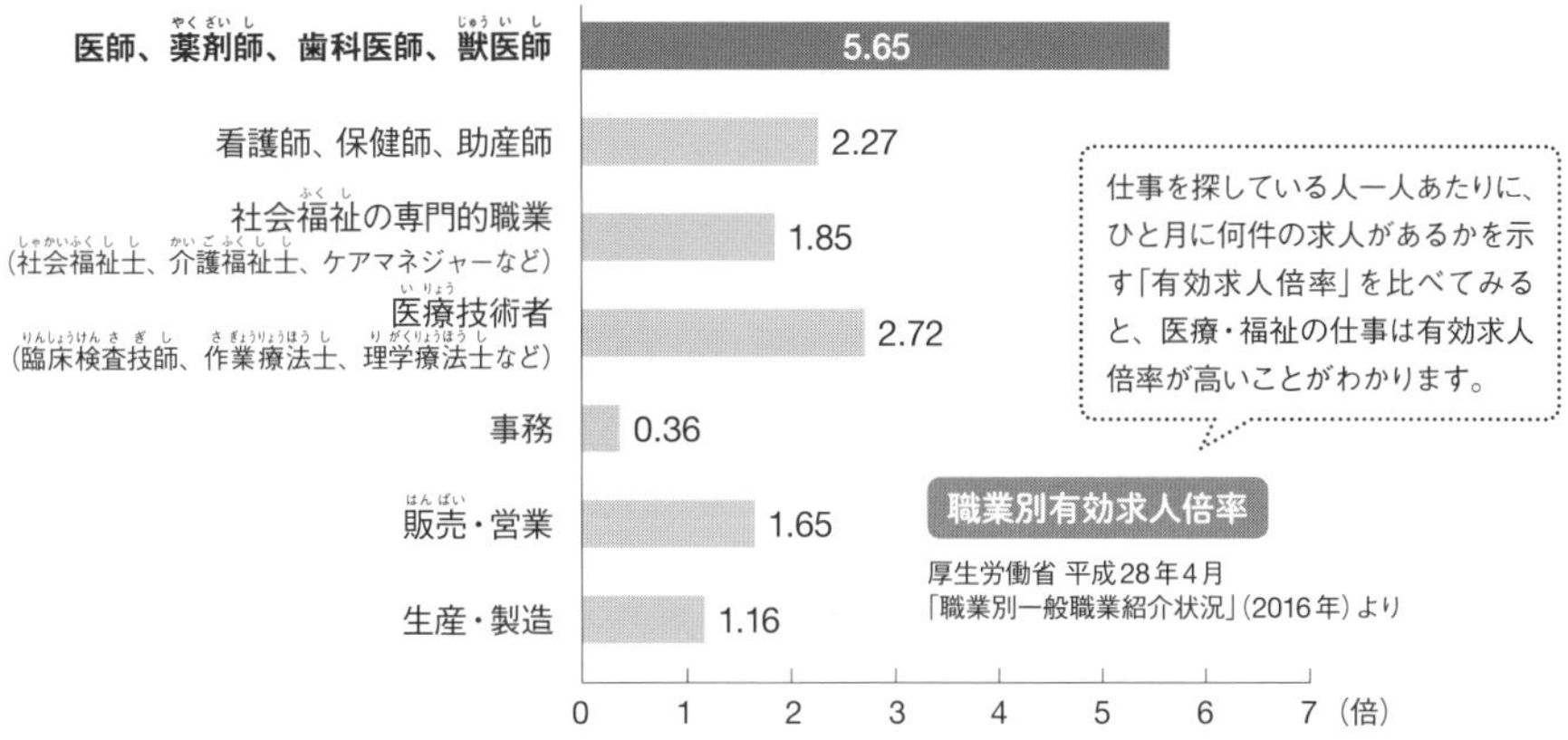

看護師、保健師、助産師

仕事を探している人一人あたりに、ひと月に何件の求人があるかを示す「有効求人倍率」を比べてみると、医療・福祉の仕事は有効求人倍率が高いことがわかります。
職業別有効求人倍率
厚生労働省 平成28年4月
「職業別一般職業紹介状況」(2016年) より

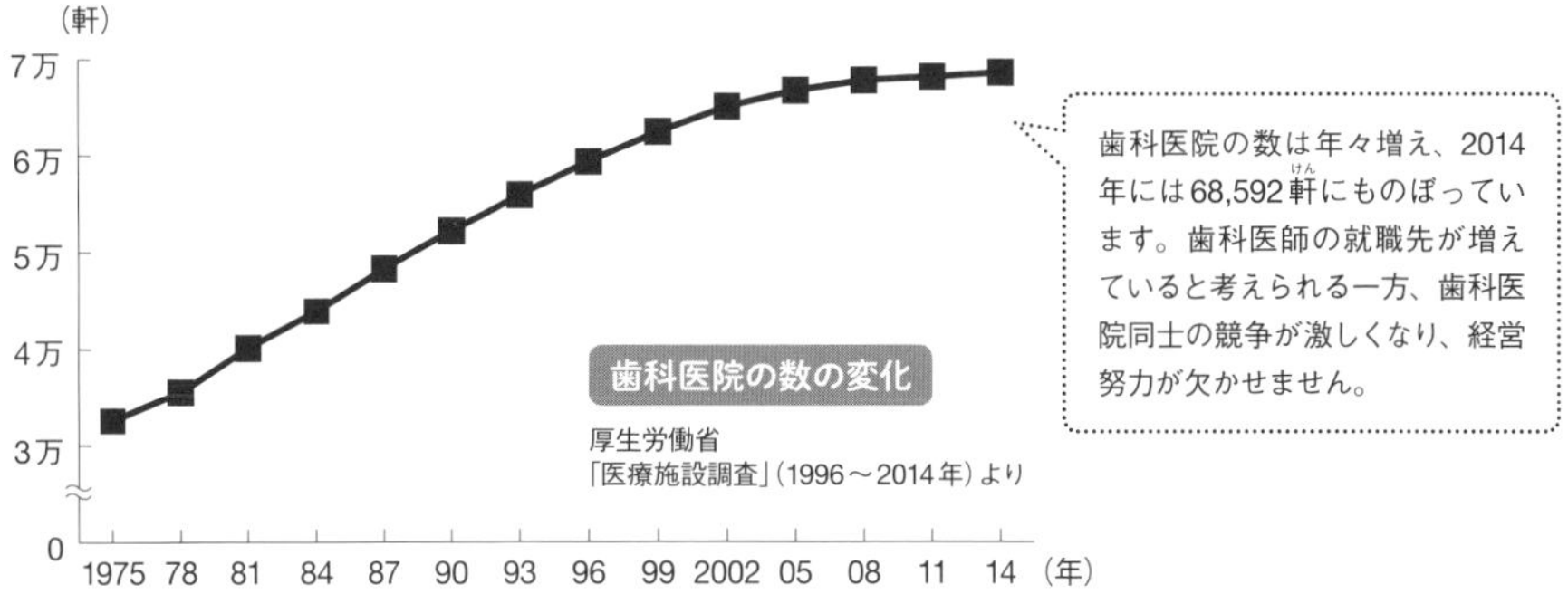

歯科医院の数は年々増え、2014年には68,592軒《けん》にものぼっています。歯科医師の就職先が増えていると考えられる一方、歯科医院同士の競争が激しくなり、経営努力が欠かせません。
厚生労働省
「医療施設調査」(1996～2014年) より

常に求められる職業ですが、歯科医院は経営努力も必要

歯学部を卒業した人の大半は、研修歯科医として病院や歯科医院に勤務します。就職率はかなり高く、希望者の9割近くが研修歯科医として仕事に就《つ》くことができています。ただ、今後も歯科医師が増え続ければ、就職が難しくなる可能性も否定できません。

また、2016年現在、歯科医院の数は、全国に約6万9000軒《けん》。特に歯科医院が集中している都市部では競争が激しくなっています。歯科医師としての能力をみがく努力はもちろんのこと、医院の経営者としての努力も重要です。

とはいえ、人間が生きていくうえで非常に大切な歯という部分について、専門的な知識と技術をもつ歯科医師は、これからも求められていく職業です。確かな技術と、歯科医療《いりょう》に真剣《しんけん》にとり組む姿勢があれば、仕事に困ることはないでしょう。

歯科医師の間で今、問題になっていることは？

歯科訪問診療《しんりょう》の実施《じっし》件数の変化

※1施設あたりの1か月の実施件数（9月分）
厚生労働省「医療施設調査」（3年ごと）より作成

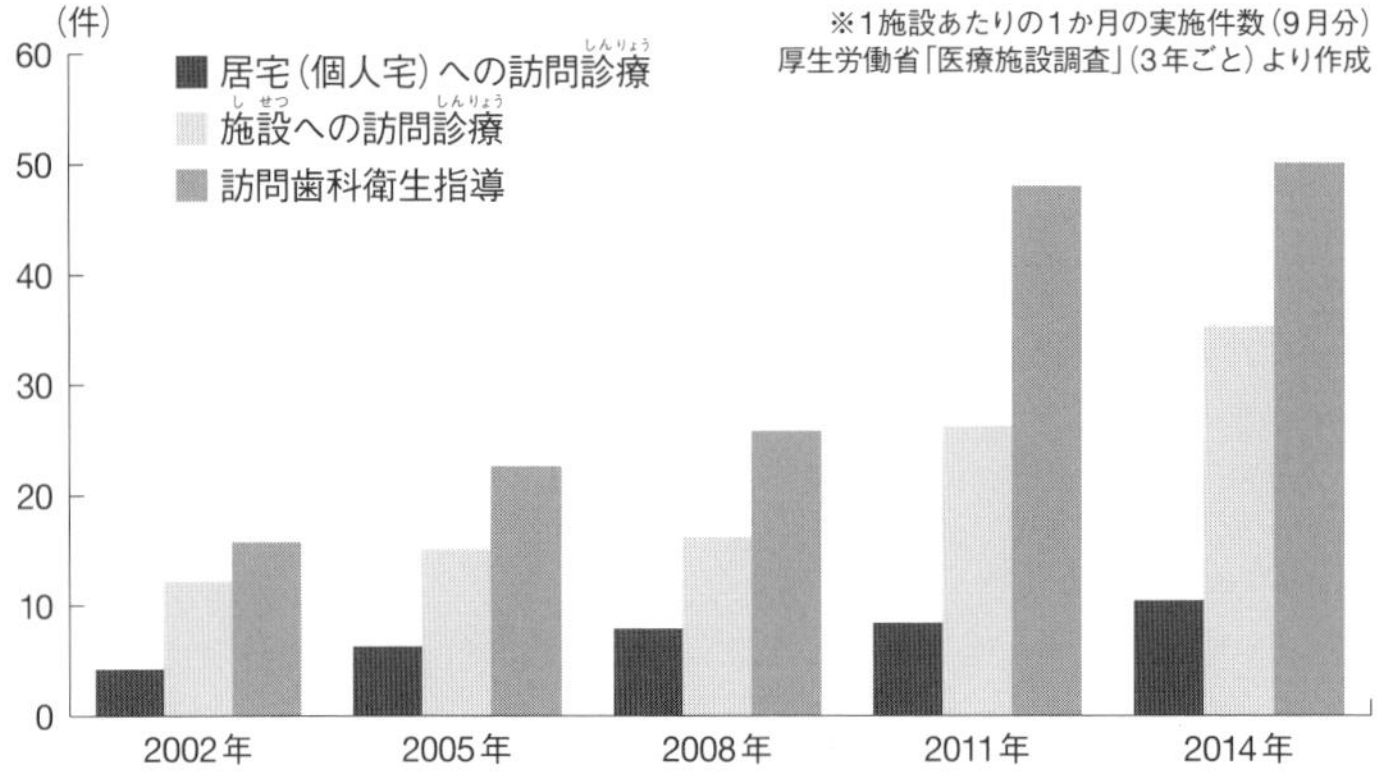

開設者別に見た歯科医院の施設数《しせつすう》

厚生労働省「医療施設動態調査
（平成28年3月末概数）」より作成

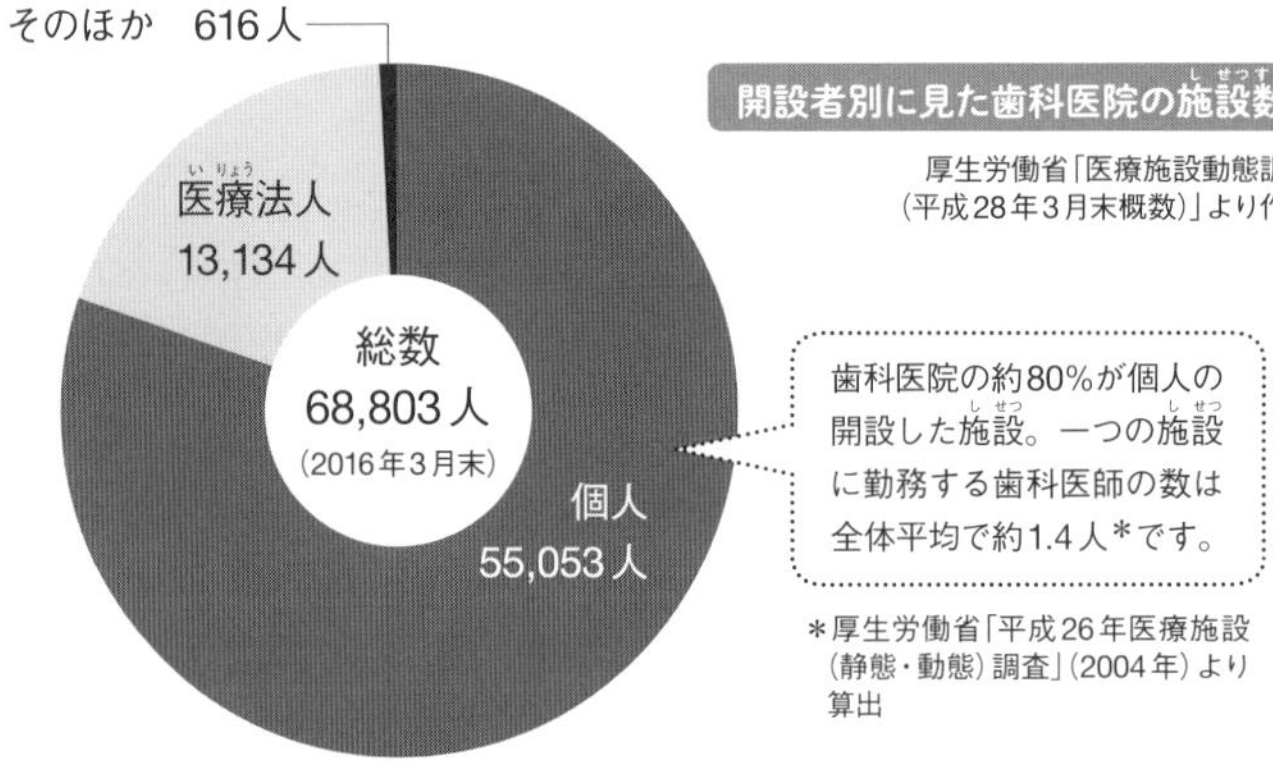

＊厚生労働省「平成26年医療施設（静態・動態）調査」（2004年）より算出

求められる歯科医療《いりょう》の変化にいかに応えていくかが課題

日本では少子高齢《こうれい》化が進み、求められる歯科医療《いりょう》の形が変化しています。自宅や施設《しせつ》で療養中《りょうようちゅう》の人への訪問診療《しんりょう》は、今後も増えていくでしょう。また、歯科以外の病気の患《かん》者《じゃ》さんに対して、入院中や手術前後に適切な歯科医療《いりょう》を行うことの重要性から、病院と地域の歯科医院の連携《れんけい》も求められています。

歯科医院の約80％は、個人が開設した施《し》設《せつ》ですが、これからは各自が専門性を高めるとともに、歯科医院同士や、さまざまな職種と連携《れんけい》して、求められる歯科医療《いりょう》を提供していく必要があります。地域にある歯科医院だからこそ、地域の中でこまやかに対応していくことが期待されているのです。

取材協力：公益社団法人日本歯科医師会会長 堀憲郎・副会長 柳川忠廣

？ これから10年後、どんなふうになる？

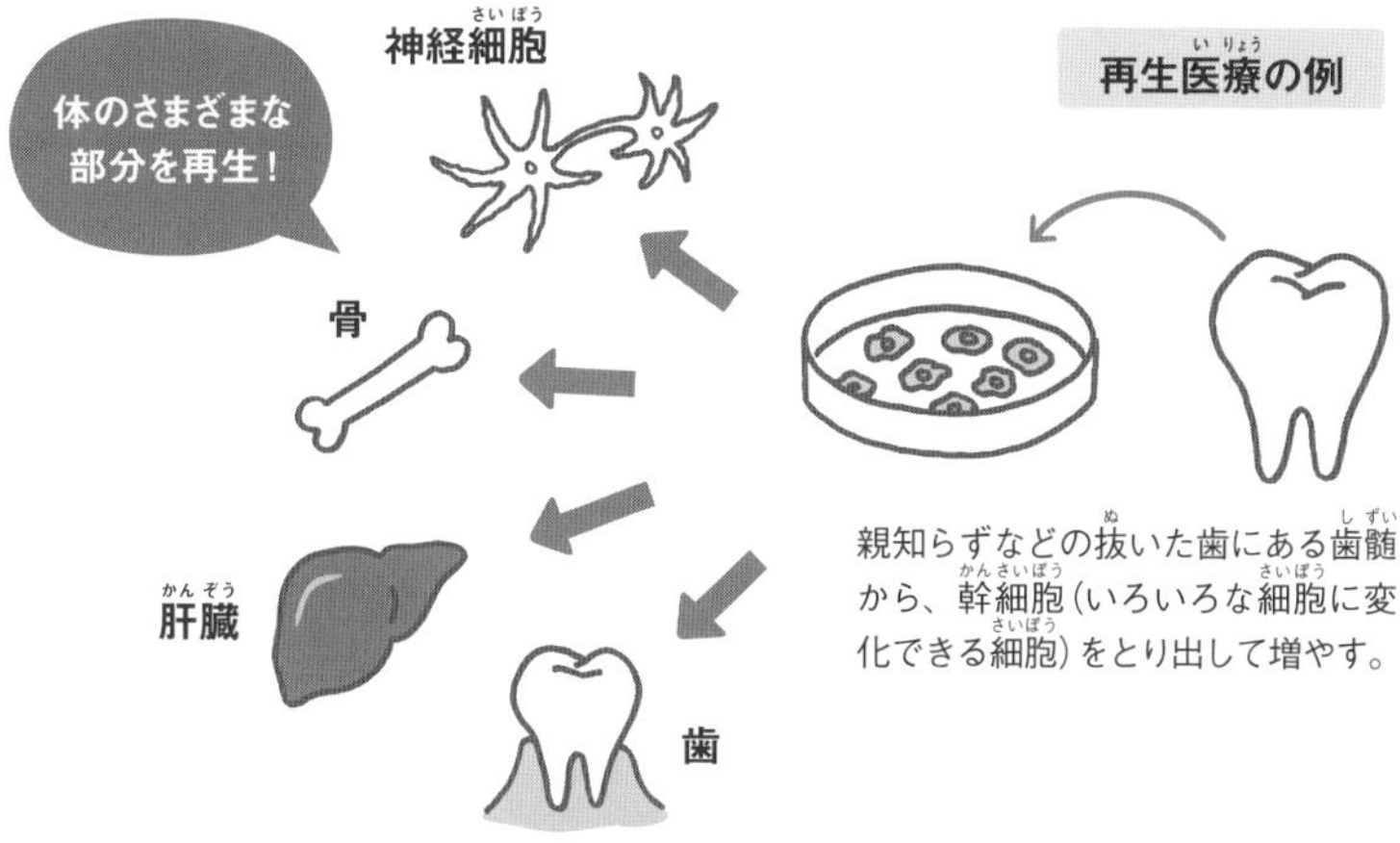

親知らずなどの抜《ぬ》いた歯にある歯髄《しずい》から、幹細胞《かんさいぼう》（いろいろな細胞《さいぼう》に変化できる細胞《さいぼう》）をとり出して増やす。

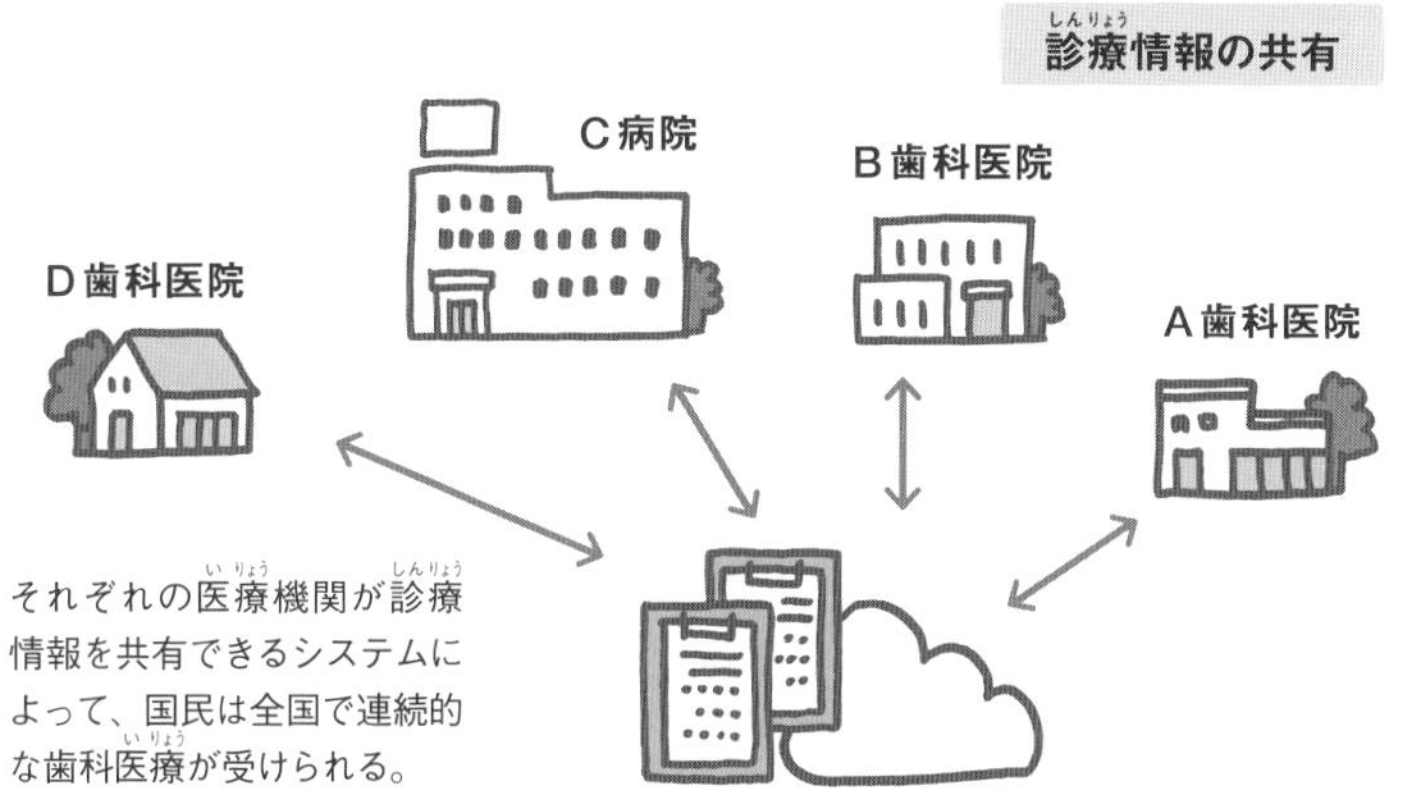

それぞれの医療《いりょう》機関が診療《しんりょう》情報を共有できるシステムによって、国民は全国で連続的な歯科医療《いりょう》が受けられる。

医療《いりょう》技術のさらなる発展に期待。健診《けんしん》データなどの共有・活用も

歯科医療《いりょう》技術の急速な進歩を受け、患者《かんじゃ》さんが少ない費用負担で質の高い治療《ちりょう》を受けられるように、制度が改定されてきています。10年後には、再生医療《いりょう》（患者《かんじゃ》さん自身の体の細胞《さいぼう》を利用して、機能がそこなわれた部分を再生させる医療《いりょう》）の技術がさらに発展し、歯の幹細胞《かんさいぼう》から全身の組織を再生させる治療《ちりょう》も一般的《いっぱんてき》になるかもしれません。

また、全国の歯科受診《じゅしん》記録や、乳幼児《にゅうようじ》健診《けんしん》、学校健診《けんしん》、妊婦健診《けんしん》といった各種歯科健診《けんしん》のデータなどをとりまとめ、共有・活用するシステムの開発も検討されています。

技術や制度の発展により、歯科医師の仕事は、広がりと深さを増していくでしょう。

取材協力：公益社団法人日本歯科医師会会長 堀憲郎・副会長 柳川忠廣

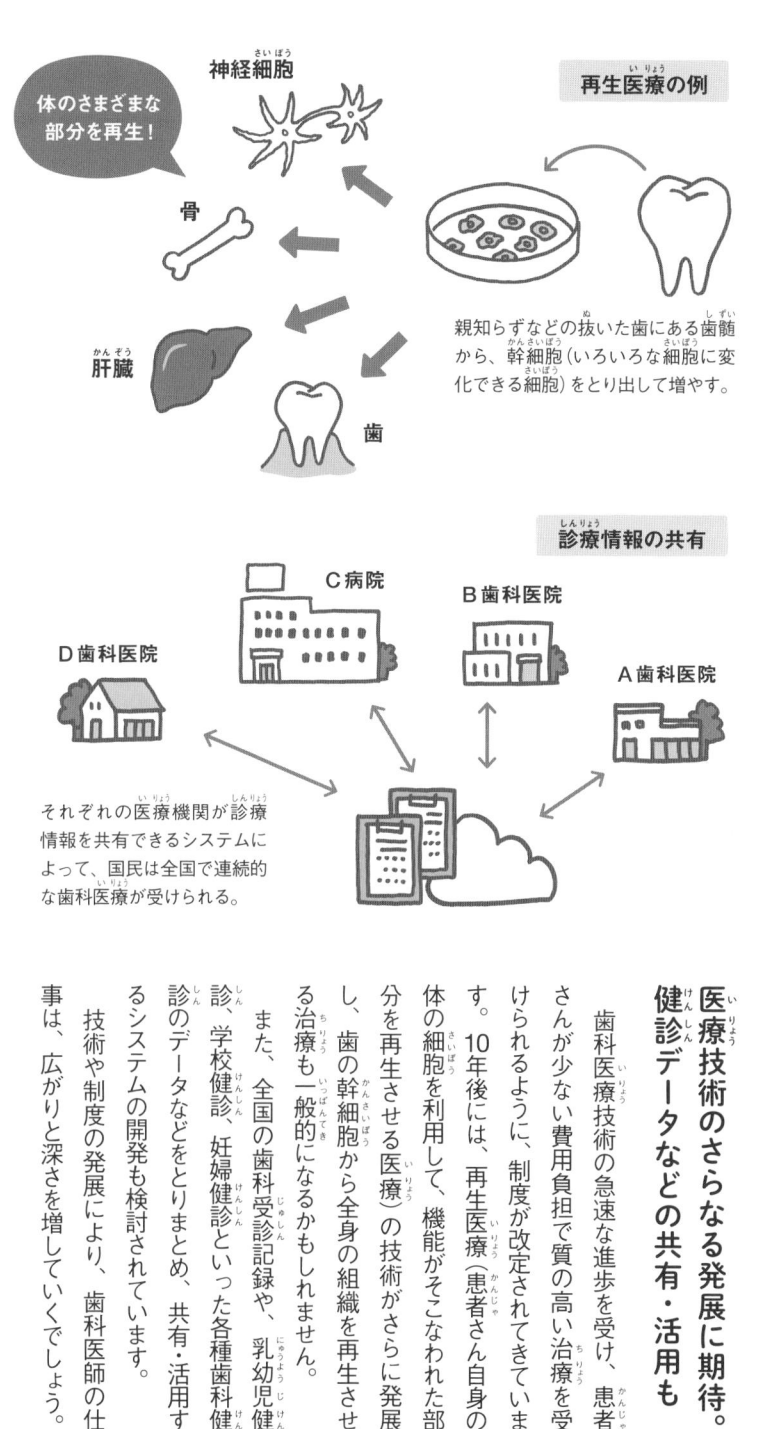

？ 歯科医師の職場体験って、できるの？

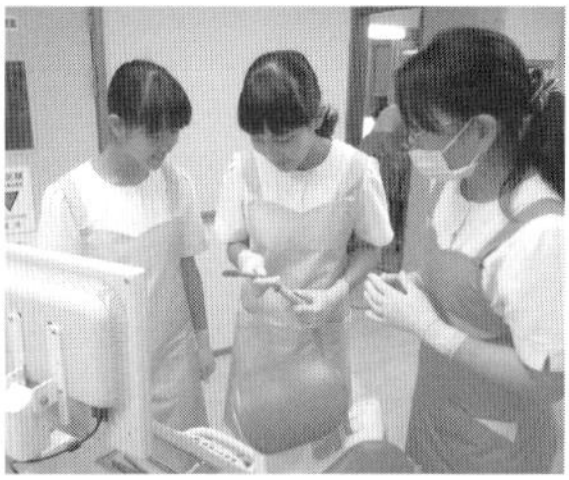

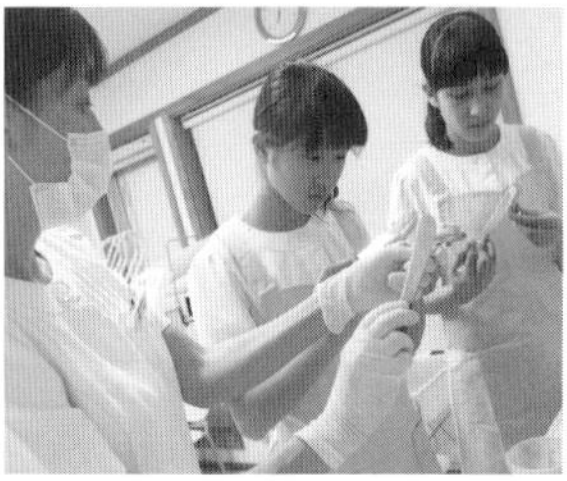

歯科医院での職場体験では、実際に治療《ちりょう》に使う器具などにふれることもできます。歯の模型づくりを体験できることも。

職場体験でできること（例）

- 仕事について説明を聞く
- 院内の見学
- 診療《しんりょう》の準備、片づけ
- 治療《ちりょう》の見学
- 受付業務
- 歯の型どり体験
- 器具の取扱《とりあつかい》体験　　など

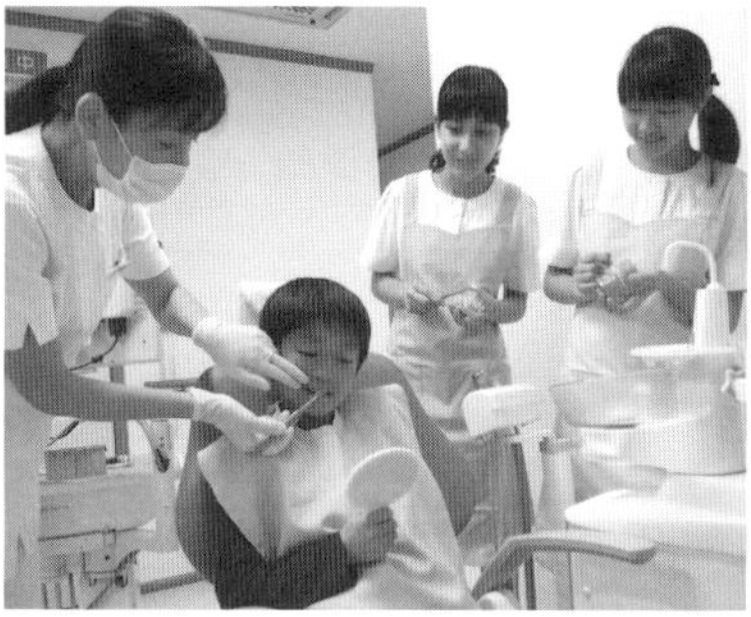

歯みがき指導のようすを見学。歯みがきも個々に適した方法があるなど、体験で学べることが多くあります。

写真提供：みなみ歯科医院

多くの歯科医院で、中学生の職場体験を受け入れています

歯科医師の仕事をよりくわしく知るためには、職場体験に参加するのがおすすめです。歯科医院では、仕事の説明や院内の見学だけでなく、患者《かんじゃ》さんの案内、器具の洗浄《せんじょう》といった実際の仕事の手伝いや、模型の歯をけずり、歯の型どりをするなどの体験もできる場合があります。

職場体験は、各歯科医院で独自に開催《かいさい》されていることも多いので、もし学校の職場体験に歯科医院が組みこまれていなかった場合でも、夏休みなどを利用して参加することが可能です。地域の歯科医師会や歯科医院・病院のホームページを調べたり、問い合わせたりしてみましょう。

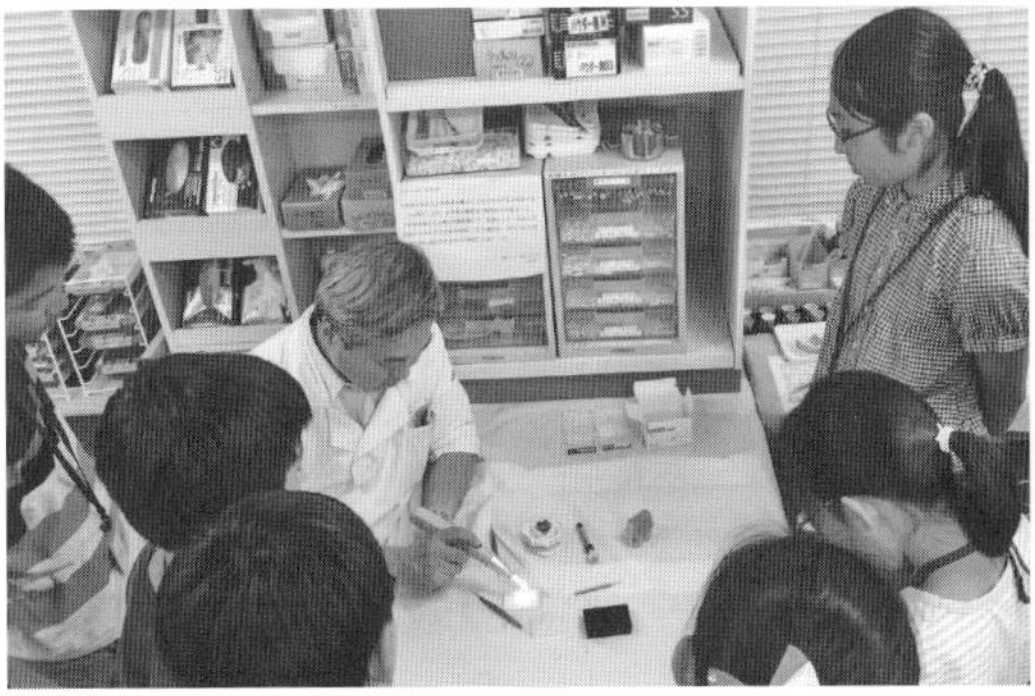

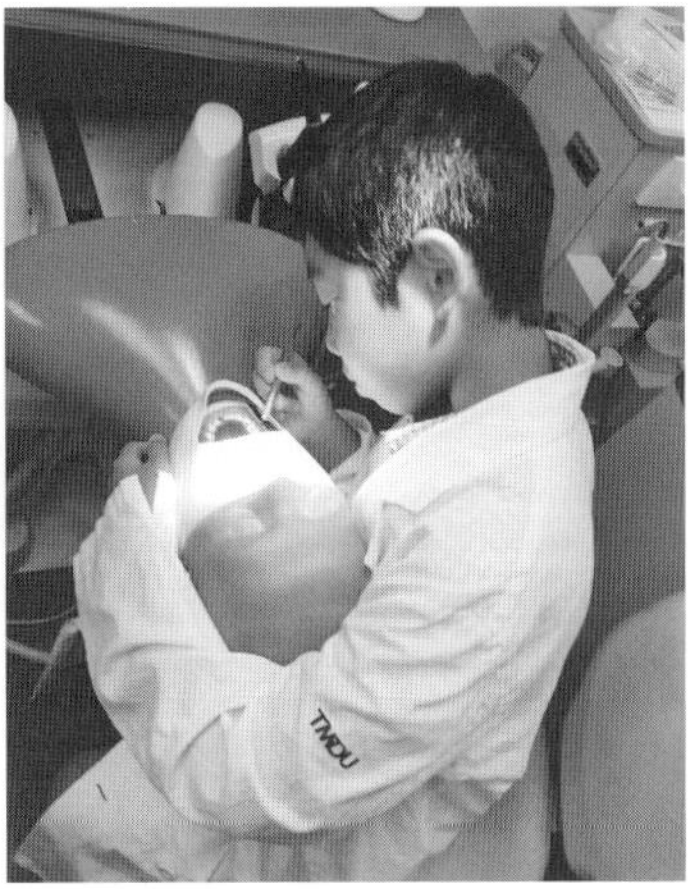

東京医科歯科大学では、小学校高学年から中学生を対象とした「医科歯科大ジュニア医学教室」を開催《かいさい》。機材を使って歯科医師の仕事を模擬《もぎ》体験することができるイベントです。

写真提供：東京医科歯科大学

歯と口の健康週間・いい歯の日って？

6月4日～10日は「歯と口の健康週間」です。6月4日の「6・4（むし＝むし歯の「むし」）」にちなんで、1958年から実施《じっし》されています。また、「118（いい歯）」の語呂《ごろ》合わせで、11月8日は「いい歯の日」とされています。この時期には、歯や口の健康に関連するさまざまなイベントが、全国で行われます。歯科医師の話を聞く機会も設けられていることがあるので、参加してみましょう。

歯と口の健康週間
6月4日～10日

いい歯の日
11月8日

歯科医師の仕事を知るチャンスは職場体験だけではありません

職場体験以外にも、歯科医師の仕事について知る機会があります。

歯学部のある大学では、オープンキャンパスや学内イベントで、小中学生や高校生に向けた歯科医師体験教室、模擬《もぎ》実習などを行っているところがあります。大学の施設《しせつ》や器具を使い、マネキンの歯をけずってつめものをしたり、むし歯菌《きん》を顕微鏡《けんびきょう》で観察したりといった、授業で行われている内容を実際に体験することができます。大学内の雰囲気《ふんいき》や、授業のようすも味わえるチャンスなので、参加してみるとよいでしょう。

また、学校には必ず学校歯科医がいます。学校歯科医は、ふだんはそれぞれの歯科医院や病院で働いています。歯科健診《けんしん》などで学校歯科医が学校に来ているときに、歯科医師の仕事について気になることを質問してみるのもよいでしょう。

索引

あ

か

さ

ま

た

な

は

●取材協力（掲載順・敬称略）
みなみ歯科医院
株式会社ティースサイエンス
株式会社ニチイケアパレス ニチイホーム南大泉
練馬区立大泉学園小学校
しげみ歯科医院
学校法人日本大学 松戸歯学部
国立大学法人東京医科歯科大学 歯学部附属病院
国立大学法人東京医科歯科大学
公益社団法人日本歯科医師会

●アンケート調査協力校（50音順）
学校法人啓明学院 啓明学院中学校
学校法人玉川聖学院 玉川聖学院中等部
学校法人調布学園 田園調布学園中等部・高等部
豊中市立第一中学校
長野県諏訪清陵高等学校附属中学校
学校法人日出学園 日出中学校・高等学校

編著／WILL《ウィル》こども知育研究所《ちいくけんきゅうじょ》

幼児・児童向けの知育教材・書籍の企画・開発・編集を行う。2002年よりアフガニスタン難民の教育支援活動に参加、2011年3月11日の東日本大震災後は、被災保育所の支援活動を継続的に行っている。主な編著に『レインボーことば絵じてん』、『絵で見てわかる はじめての古典』全10巻、『せんそうって なんだったの？ 第2期』全12巻（いずれも学研）、『はじめよう！ 楽しい食育』全7巻、『見たい 聞きたい 恥ずかしくない！ 性の本』全5巻、『おもしろ漢字塾』全4巻、『ビジュアル食べもの大図鑑』（いずれも金の星社）など。

医療《いりょう》・福祉《ふくし》の仕事《しごと》 見《み》る知《し》るシリーズ
歯科医師《しかいし》の一日《いちにち》

2016年8月5日発行　第1版第1刷©
2020年8月10日発行　第1版第2刷

編　著　WILL《ウィル》こども知育研究所《ちいくけんきゅうじょ》
発行者　長谷川 素美
発行所　株式会社保育社
〒532-0003
大阪市淀川区宮原3－4－30
ニッセイ新大阪ビル16F
TEL 06-6398-5151
FAX 06-6398-5157
http://www.hoikusha.co.jp/
企画制作　株式会社メディカ出版
TEL 06-6398-5048（編集）
http://www.medica.co.jp/
編集担当　粟本安津子
編集協力　株式会社ウィル
執筆協力　清水理絵／小園まさみ（ウィル）
装　幀　大藪胤美（フレーズ）
写　真　向村春樹
本文イラスト　横山さおり
印刷・製本　図書印刷株式会社

ISBN978-4-586-08558-3　　Printed and bound in Japan

乱丁・落丁がありましたら、お取り替えいたします。

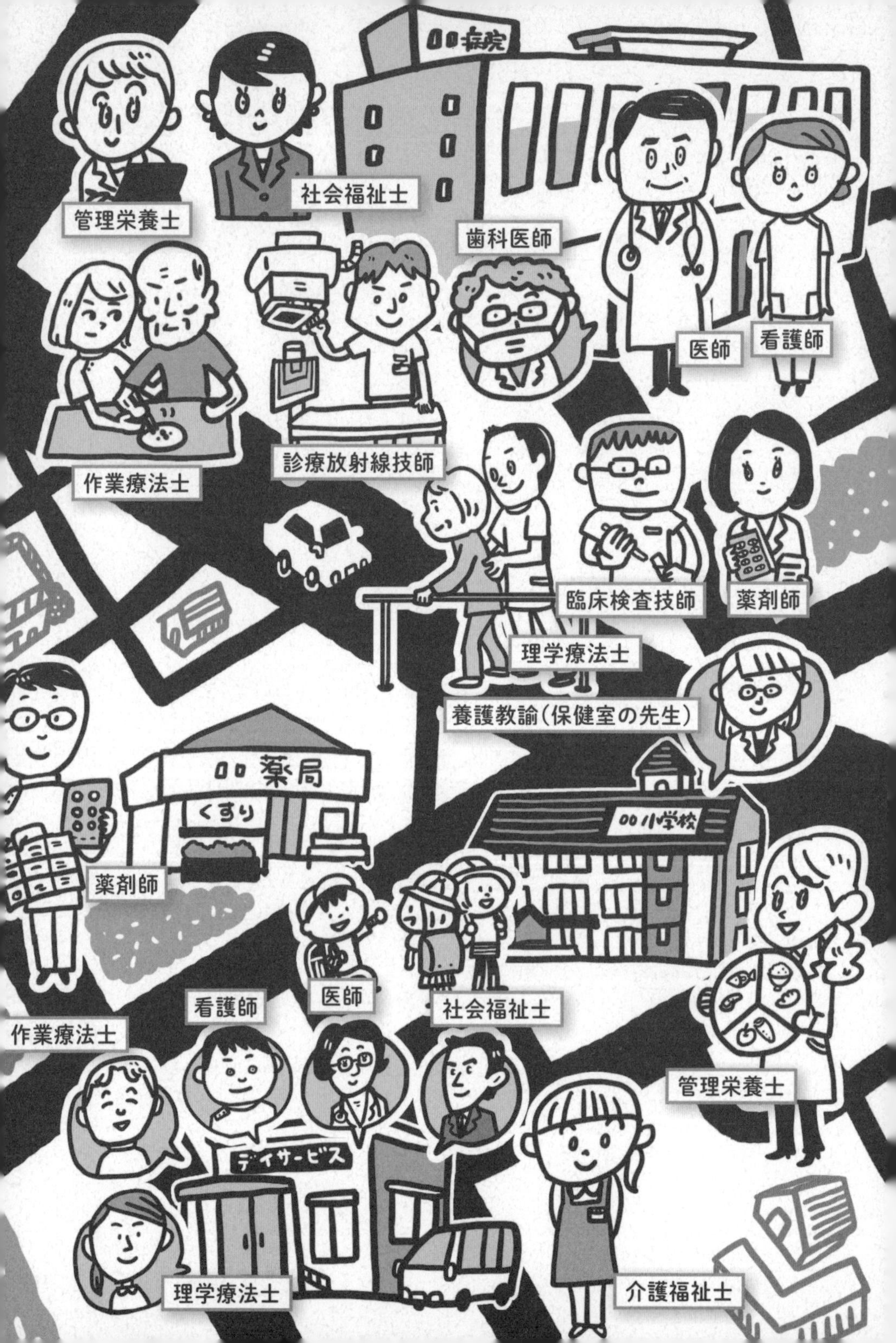

○○病院
管理栄養士
社会福祉士
歯科医師
医師
看護師
作業療法士
診療放射線技師
臨床検査技師
薬剤師
理学療法士
養護教諭（保健室の先生）
○○薬局
くすり
薬剤師
○○小学校
医師
看護師
社会福祉士
作業療法士
管理栄養士
デイサービス
理学療法士
介護福祉士